第二版

中药学专业知识（一）

主编　周文斌

中国医药科技出版社

内容提要

本书是“国家执业药师考试必备考点速记掌中宝”系列之一，书中包括三个版块，“必备考点提示”高度凝炼大纲核心内容，指出重要考点；“必备考点精编”以“图表为主，文字为辅”的形式呈现考试重点；“高频考点速记”归类整理历年高频考点内容，方便对比记忆。本书开本小巧，便于携带，随时翻阅，是参加2016年执业药师考试考生的必备用书。

图书在版编目（CIP）数据

中药学专业知识.1/周文斌主编.—2版.—北京：中国医药科技出版社，2016.2

国家执业药师考试必备考点速记掌中宝

ISBN 978-7-5067-7987-6

Ⅰ.①中…　Ⅱ.①周…　Ⅲ.①中药学-药剂人员-资格考试-自学参考资料　Ⅳ.①R28

中国版本图书馆CIP数据核字（2015）第291302号

美术编辑　陈君杞
版式设计　郭小平

出版　中国医药科技出版社
地址　北京市海淀区文慧园北路甲22号
邮编　100082
电话　发行：010-62227427　邮购：010-62236938
网址　www.cmstp.com
规格　787×1092mm $^{1}/_{32}$
印张　6½
字数　129千字
初版　2015年8月第1版
版次　2016年2月第2版
印次　2016年2月第1次印刷
印刷　北京市密东印刷有限公司
经销　全国各地新华书店
书号　ISBN 978-7-5067-7987-6
定价　29.00元

编委会

主　编　周文斌

副主编　魏宁艳　王兆永

编　委（按姓氏笔画排序）

王兆永　申　俊　孙　敏　孙俊丽

李美萱　张立军　陈志锋　周　飞

周小江　周文斌　侯　伟　彭冬梅

藏小华　魏宁艳

出版说明

国家执业药师资格考试是国家为了保障人民群众合理安全用药的一项重要举措，是评价申请者是否具备从事执业药师工作所必须的专业知识与技能的考试。自2015年，国家执业药师资格考试大纲发生了重大变化，从考试内容、重点要求到考试题型等多方面，都更强调应用，充分体现“以用定考、以用为先、以人为本、以业为重”的主导思想，以保证执业药师在未来的医疗健康领域承担重要角色。这样的变化对提升执业药师价值、引领执业药师队伍健康发展具有重大意义。

目前市面上执业药师资格考试的考前辅导用书琳琅满目，但绝大多数都是“大部头”，让人顿觉复习压力巨大和任务沉重。为了更好地帮助广大考生学习掌握执业药师应具备的知识，我们紧紧围绕国家执业药师资格考试新大纲的要求，密切配合《国家执业药师考试指南》（第七版·2016），力邀具有多年考前辅导经验的专家编写本套必备考点速记掌中宝丛书。本丛书具有以下特点。

1. 内容高度浓缩，叙述精当够用，以图表形式呈现，结构简明直观。

2. 新指南重点内容及历年高频考点全覆盖，一书在手，轻松备考。

3. 开本小巧，便于广大考生携带、翻阅，随时随地学习。

本丛书适合参加2016年国家执业药师资格考试的考生使用。在复习备考过程中，如果您有任何意见和建议，欢迎与我们联系，我们的邮箱是yykj401@163.com。

在此，预祝各位考生通过自己的辛勤努力，马到功成，一举通关！

中国医药科技出版社

2016年2月

目录

Contents

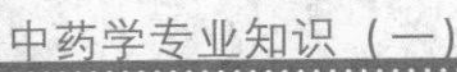

第一章　中药与方剂

必备考点提示

1. 重点掌握历代本草代表作的作者和学术价值。

2. 重点掌握四气、五味、升降浮沉的所示效用、阴阳属性。

3. 重点掌握按中医治疗学分类中各分类的具体内容。

4. 重点掌握七情配伍的定义、效用和举例。

5. 重点掌握“八法”定义和组方原则中君臣佐使的意义。

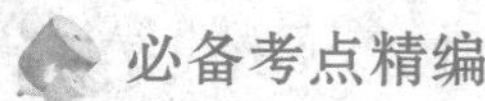

必备考点精编

第一节　历代本草代表作

书名	作者	成书年代	学术价值
《神农本草经》	—	汉代	载药 365 种，分上、中、下三品，现存最早的药学专著
《本草经集注》	陶弘景	魏晋南北朝	载药 730 种 各论首创按药物自然属性分类法
《新修本草》	长孙无忌、李勣、苏敬等	唐代	载药 850 种 开创图文对照法的先例 第一部官修药典性本草 世界上第一部药典
《经史证类备急本草》	唐慎微	宋代	图文对照，集宋以前本草之大成

续表

书名	作者	成书年代	学术价值
《本草纲目》	李时珍	明代	载药 1892 种 各论按自然属性分列，当时最完备的分类系统
《本草纲目拾遗》	赵学敏	清代	新增 716 种，创古本草增收新药之冠
《中华本草》	—	现代	载药最多

第二节　中药的性能

药性理论——四气、五味、升降浮沉、归经、有毒无毒等。

一、四气

四气
- 定义：寒、热、温、凉—反映药物影响人体阴阳盛衰和寒热变化的作用特点
- 所示效用
  - 温热性—温里散寒、补火助阳
    温经通络、回阳救逆
  - 寒凉性—清热、泻火、凉血、解热毒
- 阴阳属性
  - 温热—阳
  - 寒凉—阴
- 举例
  - 气分高热，投性寒的石膏、知母
  - 治亡阳欲脱，投性热的附子、干姜
  - 真寒假热—热药
  - 真热假寒—寒药

二、五味

五味
- 定义：酸、苦、甘、辛、咸
  - 药物作用规律的高度概括
  - 部分药物真实滋味的具体表示
- 所示效用
  - 辛：能散能行—发散、行气、活血—耗气伤阴
  - 甘：能补、能缓、能和—补虚、和中、缓急、调和药性—腻膈碍胃
  - 酸（收敛邪气）
    - 能收、能涩—收敛固涩
    - 能生津、安蛔
  - 苦（伤津、伐胃）
    - 能泄
      - 通泄
      - 降泄
      - 清泄
    - 能燥—燥湿
    - 能坚
      - 坚阴—泻火存阴
      - 坚厚肠胃
  - 咸：能软、能下—软坚散结、泻下通便—泻下通肠
  - 涩：能收、能敛—收敛固涩—收敛邪气
  - 淡：能渗、能利—渗湿利水—伤津液
- 阴阳属性
  - 辛、甘、淡—阳
  - 酸、苦、咸—阴

三、升降浮沉

升降浮沉
- 定义：药物在人体的作用趋向
- 所示效用
  - 升浮类：上行向外—升阳发表、祛风散寒、涌吐、开窍
  - 沉降类：下行向内—泻下、清热、利水渗湿、重镇安神、潜阳息风、消积导滞、降逆止呕、收敛固涩、止咳平喘
- 阴阳属性
  - 升浮—阳
  - 沉降—阴

四、归经

归经
- 定义：药物作用的定位
- 理论基础：脏象学说、经络学说
- 确定依据：药物特性、药物疗效

五、有毒与无毒

有毒、无毒
- 确定依据
  - 是否含有毒成分
  - 整体是否有毒
  - 用量是否适当
- 影响因素：主要有品种、来源、入药部位、产地、采集时间、贮存、加工炮制、剂型、制剂工艺、配伍、给药途径、用量、用药次数与时间长短、皮肤与黏膜的状况、施用面积的大小、病人的体质、年龄、性别、种属、证候性质及环境污染
- 引起原因：品种混乱、误服毒药、用量过大、炮制失度、剂型失宜、疗程过长、配伍不当、管理不善、辨证不准、个体差异、离经悖法

第三节 中药的功效与主治病证

按中医治疗学分类

分类	定义	具体内容	
对因功效	针对病因起治疗作用	祛邪	祛风、散寒、除湿、清热、泻下、涌吐、解毒、杀虫

续表

分类	定义	具体内容	
对因功效	针对病因起治疗作用	扶正	补气、助阳、滋阴、养血
		调理脏腑或气血	疏肝、柔肝、宣肺、和中、理气、活血、安神、开窍、潜阳、息风
		消除病理产物	消食、利水、祛痰、化瘀、排石、排脓
对症功效	缓解或消除疾病过程中出现的症状	止痛、止血、止呕、止咳、平喘、止汗、涩肠止泻、涩精止遗	
对病证功效	对疟疾、赘疣、痹证、鼻渊、黄疸、肺痈、绦虫证等病证，具有明显优于他药的疗效	截疟、蚀疣、祛风湿、通鼻窍、利胆退黄、消痈排脓、驱杀绦虫	
对现代病症功效	某些中药对西医学所描述的高血压、高脂血症、糖尿病、肿瘤等病症有明显的疗效	夏枯草降血压，决明子降血脂，天花粉降血糖，半枝莲抗肿瘤	

第四节　中药的配伍

配伍的目的：
- 增强治疗效能
- 扩大治疗范围
- 适应复杂病情
- 减少不良反应

七情配伍	内　容	效用	举例
单行	应用单味药就能发挥预期治疗效果	—	独参汤
相须	性能相类似的药物合用，可增强原有疗效	增效	石膏配知母
相使	性能功效有某种共性的两药同用，一药为主，一药为辅，辅药能增强主药的疗效		茯苓配黄芪
相畏	一种药物的毒烈之性，能被另一种药物减轻或消除	减毒	半夏畏生姜
相杀	一种药物能减轻或消除另一种药物的毒烈之性		生姜杀半夏
相恶	两药合用，一种药物能使另一种药物原有功效降低，甚至丧失	减效	人参恶莱菔子
相反	两种药物合用，能产生或增强毒害反应	增毒	乌头反半夏、甘草反甘遂

注："十八反"：

本草明言十八反，半蒌贝蔹及攻乌。

藻戟遂芫俱战草，诸参辛芍叛藜芦。

"十九畏"：

硫黄原是火中精，朴硝一见便相争。

水银莫与砒霜见，狼毒最怕密陀僧。

巴豆性烈最为上，偏与牵牛不顺情。

丁香莫与郁金见，牙硝难合荆三棱。

川乌草乌不顺犀，人参最怕五灵脂。

官桂善能调冷气，若逢石脂便相欺。

第五节　方剂与治法

1. “八法” 的概念

（1）汗法：通过发汗解表、宣肺散邪的方法，使在肌表的外感六淫之邪随汗而解。

（2）吐法：通过涌吐，使停留在咽喉、胸膈、胃脘等部位的痰涎、宿食或毒物从口中吐出。适于实邪壅塞，病情急剧的病人。

（3）下法：通过荡涤肠胃，泻出肠中积滞，或积水、衃血，使停留于肠胃的宿食、燥屎、冷积、瘀血、结痰、停水等从下窍而出，以祛邪除病的一种治疗方法。

（4）和法：通过和解或调和的作用以达到祛除病邪目的的一种治法。

（5）温法：通过温中、祛寒、回阳、通络等作用，使寒邪去，阳气复，经络通，血脉和，适用于脏腑经络因寒邪为病的一种治法。

（6）清法：通过清热泻火，以清除火热之邪，适用于里热证的一种治法。

（7）消法：通过消食导滞和消坚散结作用，对气、血、痰、食、水、虫等积聚而成的有形之结，使之渐消缓散的一种治法。

（8）补法：通过滋养、补益人体气血阴阳，适用于某一脏腑或几个脏腑，或气、血、阴、阳之一，或全部虚弱的一种治疗方法。

2. 方剂的组成

- 组成
  - 组方原则
    - 君：对处方的主证或主病起主要治疗作用的药物
    - 臣
      - 辅助君药加强治疗主病或主证的药物
      - 针对兼病或兼证起治疗作用的药物
    - 佐
      - 佐助药：协助君、臣药加强治疗作用，或直接治疗次要兼证的药物
      - 佐制药：即用以消除或减缓君、臣药的毒性或烈性的药物
      - 反佐药：即根据病情需要，使用与君药药性相反而又能在治疗中起相成作用的药物
    - 使
      - 引经药：即引方中诸药直达病所的药物
      - 调和药：即调和诸药的作用，使其合力祛邪
  - 组成变化
    - 药味加减变化
    - 药量加减变化
    - 剂型更换变化

高频考点速记

1. 《本草纲目拾遗》新增药品的种数是：716种。

2. 我国历史上第一部官修药典性本草是：《新修本草》。

3. 开创图文对照法编写本草著作先例的是：《新修本草》。

4. 古代载药最多的本草著作是：《本草纲目》。

5. 创古本草增收新药数目之冠的本草著作是：《本草纲目拾遗》。

6. 首创药物自然属性分类的本草著作是：《本草经

集注》。

7. 收载药物最多的本草著作是：《中华本草》。

8. 能安蛔生津的味是：酸。

9. 能行气活血的味是：辛。

10. 依据中药药性理论，清热燥湿药的性味多为：苦寒。

11. 气虚阴亏不宜用的五味是：辛味。

12. 温热药性对人体的不良效应是：伤阴。

13. 寒凉性对人体的不良作用是：伤阳。

14. 性味皆属沉降的是：酸、苦、寒。

15. 药性理论中，为药物作用定位的是：归经。

16. 升浮性所示的功效是：开窍。

17. 属消除病理产物的功效是：排石。

18. 对比记忆

（1）辛味所示的作用是：发散、行气。

（2）苦味所示的作用是：坚阴、通泄。

（3）咸味所示的作用是：软坚散结、泻下通便。

19. 对比记忆

（1）能行气活血的味是：辛味。

（2）能利水渗湿的味是：淡味。

（3）能降火坚阴的味是：苦味。

20. 对比记忆

（1）表示增毒的配伍关系是：相反。

（2）表示增效的配伍关系是：相使。

21. 对比记忆

（1）天南星配生姜属：相畏。

（2）生大黄配芒硝属：相须。

（3）生半夏配乌头属：相反。

22. 对比记忆

（1）苦味的作用特点是：能泄。

（2）咸味的作用特点是：能下。

（3）酸味的作用特点是：能涩。

23. 中药药性理论的内容包括：①四气；②五味；③升降沉浮；④归经；⑤有毒无毒。

24. 沉降性药多具有的功能是：①重镇安神；②潜阳息风；③消积导滞；④收敛固涩；⑤止咳平喘。

25. 引起中药不良反应的主要原因有：①个体差异；②配伍不当；③剂型失宜；④辨证不准；⑤离经悖法。

第二章　中药材生产与品质

必备考点提示

1. 重点掌握道地药材。
2. 重点掌握植物类药材的一般采收原则。
3. 重点掌握中药材产地加工的目的和方法。

必备考点精编

一、道地药材

1. 川药　黄连、附子、麦冬、丹参、白芷、天麻、厚朴、金钱草、麝香+“川”字药。

2. 广药　阳春砂、益智仁、蛤蚧、肉桂+“广”字药。

3. 云药　三七、木香、茯苓等。

4. 贵药　天冬、天麻、杜仲等。

5. 怀药　“四大怀药”——地黄、牛膝、山药、菊花；天花粉、瓜蒌、金银花等。

6. 浙药　“浙八味”——浙贝母、白术、延胡索、山茱萸、玄参、杭白芍、杭菊花、杭麦冬。

7. 关药　人参、鹿茸、细辛、辽五味子等。

8. 藏药　“四大藏药”——冬虫夏草、雪莲花、炉贝母、藏红花。

二、植物类药材的一般采收原则

植物类	一般采收原则
根及根茎类	秋、冬，植物地上部分将枯萎时及春初发芽前或刚露苗时

续表

植物类	一般采收原则
茎木类	秋、冬
皮类	春末夏初
叶类	开花前或果实成熟前
花类	不宜在花完全盛开后
果实种子类	果实——自然成熟时 种子——果实成熟时
全草类	充分生长，茎叶茂盛时

三、中药材产地加工

1. 产地加工的目的

（1）除去杂质及非药用部位，保证药材的纯净度。

（2）按药典规定进行加工或修制，使药材尽快灭活，干燥，保证药材质量。

（3）降低或消除药材的毒性或刺激性，保证用药安全。

（4）有利于药材商品规格标准化。

（5）有利于包装、运输与贮藏。

2. 常用的产地加工方法

加工方法	适用药材	举　　例
蒸、煮、烫	含浆汁、淀粉或糖分多的药材，为了易于干燥，且使酶失去活力，不致分解有效成分	天麻、红参——蒸至透心 白芍——煮至透心 太子参——沸水中略烫 桑螵蛸、五倍子——蒸至杀死虫卵或蚜虫
发汗	为了促使变色，增强气味或减小刺激性，有利于干燥，常将药材堆积放置，使其发热、“回潮”，内部水分向外挥散	厚朴、杜仲、玄参、续断、茯苓

续表

加工方法	适用药材	举　例
干燥	除去新鲜药材中大量水分，避免发霉、变色、虫蛀以及有效成分的分解和破坏，保证药材质量，利于贮藏	不宜用较高温度烘干的——“晒干”或“低温干燥”（≤60℃）

高频考点速记

1. 保证中药质量的前提是：品种正确。

2. 有些药材在产地加工中为了促使变色，增强气味或减小刺激性，有利于干燥，常进行：发汗。

3.《中国药典》2010 年版一部规定，低温干燥的温度一般不超过：60℃。

4. 以 6 年生秋季为适宜采收期的栽培药材是：人参。

5. 对一些坚硬的藤木、较大的根及根茎或肉质果实类药材采用的产地加工方法主要为：切片。

6. 厚朴的产地加工方法是：发汗。

7. 对比记忆

（1）产于贵州的道地药材是：天麻。

（2）产于浙江的道地药材是：玄参。

8. 著名川产道地药材有：①黄连；②附子；③黄柏。

9. 河南的道地药材有：①牛膝；②地黄；③山药。

10. 植物药的采收原则有：①根及根茎类药材一般宜在秋冬季地上部分将枯萎时、春初发芽前或刚出苗时采收；②叶类药材一般宜在开花前或果实未成熟前采收；③花类药材在含苞待放或开放时采收；④种子类药材在果实种子成熟时采收。

11. 在产地加工时需要“发汗”的药材有：①玄参；②续断；③厚朴；④茯苓。

12. 药材产地加工的目的有：①除去杂质及非药用部位，保证药材的纯净度；②使药用部位尽快灭活，干燥或保鲜，防腐，保证药材质量；③降低或消除药材毒性或刺激性，保证用药安全；④有利于药材商品规格标准化；⑤有利于药材包装、运输与贮藏。

第三章　中药化学成分与药效物质基础

第一节　中药化学成分的分类与性质

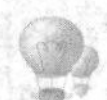

必备考点提示

1. 重点掌握常用溶剂的极性大小。
2. 重点掌握提取方法及其适用成分。
3. 重点掌握分离方法及其分离依据。
4. 重点掌握结构鉴定方法及其应用。

必备考点精编

一、常用溶剂极性

石油醚<苯<乙醚（无水）<三氯甲烷（$CHCl_3$）<乙酸乙酯（EtOAc）<正丁醇<丙酮（Me_2O）<乙醇（EtOH）<甲醇（MeOH）<水

二、提取方法

方　法	特　　点
浸渍法	适于有效成分遇热不稳定的或含大量淀粉、树胶、果胶、黏液质的中药
渗漉法	适于有效成分遇热不稳定的中药 提取效率高，不加热，不破坏成分
煎煮法	含挥发性成分或有效成分遇热易分解的中药材不宜用

续表

方法	特点
回流提取法	对热稳定的成分
连续回流提取法（索氏提取器）	
水蒸气蒸馏法	适于有挥发性的、能随水蒸气蒸馏而不被破坏，且难溶或不溶于水的化学成分
升华法	适于具有升华性的成分
超声提取法	不会改变有效成分的化学结构，可缩短提取时间，提高提取效率
超临界流体萃取法	适于对热不稳定物质，极性较大和分子量较大物质 超临界流体的物质（CO_2）

三、分离方法

分离方法		分离依据
结晶/重结晶		溶解度差别
利用两种以上不同溶剂的极性和溶解度差异分离		
利用酸碱性分离		
利用沉淀试剂分离		
液-液萃取法/液-液分配柱色谱/纸色谱		分配比差别
吸附色谱法	吸附柱色谱	吸附性差别（分子极性）
	聚酰胺吸附色谱法	氢键吸附
	大孔吸附树脂	选择性吸附和分子筛的性能
凝胶过滤法		分子大小差别
膜分离法		

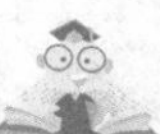

续表

分离方法	分离依据
离子交换法	解离程度差别
分馏法	沸点差别

四、结构鉴定方法

鉴定方法	应　用
高分辨质谱（HR-MS）	确定化合物的精确分子组成
质谱（MS）	确定分子量及求算分子式和提供其他结构信息
红外光谱（IR）（$4000\sim400cm^{-1}$）	区别芳环的取代方式、构型及构象
紫外-可见吸收光谱（UV-Vis）（200~800nm）	推断化合物的骨架类型、精细结构
氢核磁共振（^{1}H-NMR） 碳核磁共振（^{13}C-NMR）	提供分子中质子的类型、数目及相邻原子或原子团的信息

高频考点速记

1. 下列溶剂中，极性最大的是：水。

2. 超临界流体物质是：液态二氧化碳。

3. 不宜用煎煮法提取的中药化学成分是：挥发油。

4. 判断中药化学成分结晶纯度的依据是：结晶的熔点和熔距。

5. 确定化合物分子量常采用的方法是：MS。

6. 对比记忆

（1）常用的超临界流体是：二氧化碳。

（2）常用的极性溶剂是：乙醇。

7. 对比记忆

（1）不需要加热的提取方法是：渗漉法。

（2）采用索氏提取器进行提取的方法是：连续回流提取法。

8. 对比记忆

（1）主要根据氢键吸附原理分离物质的方法是：聚酰胺色谱法。

（2）主要根据解离程度不同分离物质的方法是：离子交换树脂法。

（3）主要根据沸点高低分离物质的方法是：分馏法。

（4）主要根据分子极性大小分离物质的方法：硅胶柱色谱法。

9. 对比记忆

（1）确定化合物分子量的常用方法是：质谱法。

（2）判定化合物结构中是否具有共轭体系的常用方法是：紫外光谱法。

第二节　生物碱类

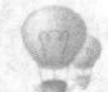

必备考点提示

1. 重点掌握生物碱的溶解性、碱性、沉淀反应及显色反应。

2. 重点掌握常用中药结构类型及质量控制成分，部分中药的毒性。

3. 掌握生物碱的分类及结构特征。

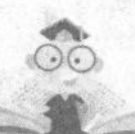

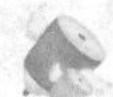

必备考点精编

一、生物碱的分类及结构特征

类型	结构特征	举　例
吡啶类生物碱	由吡啶或哌啶衍生而来	简单吡啶类：槟榔碱、烟碱
		双稠哌啶类（具喹喏里西啶的基本母核）：苦参碱
莨菪烷类生物碱	由莨菪烷环系的 C_3-醇羟基与有机酸缩合成酯	莨菪碱、古柯碱
异喹啉类生物碱	具有异喹啉或四氢异喹啉的基本母核	简单异喹啉类：萨苏林
		苄基异喹啉类又分为1-苄基异喹啉类（罂粟碱）和双苄基异喹啉类（汉防己甲素）
		原小檗碱类：由两个异喹啉环稠合而成，又分为小檗碱类和原小檗碱类。前者多为季铵碱，如小檗碱；后者多为叔胺碱，如延胡索乙素
		吗啡烷类：具有部分饱和的菲核，如吗啡、可待因
吲哚类生物碱	由色氨酸衍生而成	简单吲哚类：靛苷
		色胺吲哚类：吴茱萸碱
		单萜吲哚类：士的宁
		双吲哚类：长春碱
有机胺类生物碱	氮原子不在环状结构内	如麻黄碱、秋水仙碱

二、生物碱的理化性质

1. 溶解性

游离生物碱包括：

（1）亲脂性生物碱：具仲胺和叔胺氮原子的生物碱。

（2）亲水性生物碱
- 季铵型生物碱：易溶于水和酸水，难溶于亲脂性有机溶剂
- 含 *N*-氧化物结构的生物碱：可溶于水，如氧化苦参碱
- 小分子生物碱：既可溶于水，也可溶于三氯甲烷，如麻黄碱、烟碱
- 酰胺类生物碱：如秋水仙碱、咖啡碱

（3）具有特殊官能团
- 具有酚羟基或羧基的生物碱（两性生物碱），既可溶于酸水，也可溶于碱水溶液。如吗啡、槟榔次碱
- 有内酯或内酰胺结构的生物碱：但在强碱性溶液中加热，其内酯（或内酰胺）结构可开环形成羧酸盐而溶于水中，酸化后环合析出。如喜树碱、苦参碱

2. 碱性

碱性	内　容
强弱表述方法	共轭酸的酸式离解常数 pK_a
碱性顺序	季铵碱、胍类生物碱>脂胺、脂杂环类生物碱>芳香胺、*N*-六元芳杂环类生物碱>酰胺、*N*-五元芳杂环类生物碱
强弱与分子结构关系	氮原子的杂化方式 电性效应（麻黄碱>去甲基麻黄碱） 空间效应（莨菪碱>山莨菪碱>东莨菪碱） 氢键效应

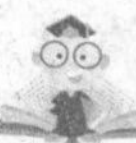

3. 沉淀反应

沉淀反应
- 沉淀试剂
  - 碘化铋钾试剂—$KBiI_4$—黄色至橘红色无定形沉淀
  - 碘化汞钾试剂—K_2HgI_4—类白色沉淀
  - 碘—碘化钾试剂—$KI-I_2$—红棕色无定形沉淀
  - 硅钨酸试剂—$SiO_2-12WO_3 \cdot nH_2O$—淡黄色或灰白色无定形沉淀
  - 饱和苦味酸试剂—2,4,6-三硝基苯酚—黄色沉淀或结晶
  - 雷氏铵盐试剂—$NH_4[Cr(NH_3)_2(SCN)_4]$—红色沉淀或结晶
- 沉淀反应的条件：一般在酸性水溶液中进行

4. 显色反应

试剂	组成	颜色特征
Mandelin 试剂	1% 钒酸铵的浓硫酸溶液	莨菪碱及阿托品——显红色 士的宁——蓝紫色 奎宁——淡橙色
Macquis 试剂	含少量甲醛的浓硫酸	吗啡——紫红色 可待因——蓝色
Fröhde 试剂	1% 钼酸钠或钼酸铵的浓硫酸溶液	吗啡——紫色渐转棕色 小檗碱——棕绿色 利血平——黄色渐转蓝色 乌头碱——黄棕色

三、常用中药

<table>
<tr><th>中药</th><th>化学结构类型</th><th>质量控制成分</th></tr>
<tr><td>苦参</td><td>双稠哌啶类，具喹喏里西啶的基本结构</td><td rowspan="2">苦参碱和氧化苦参碱</td></tr>
<tr><td>山豆根</td><td>喹喏里西啶类</td></tr>
<tr><td>麻黄</td><td>有机胺类生物碱</td><td>盐酸麻黄碱和盐酸伪麻黄碱</td></tr>
<tr><td>黄连</td><td>苄基异喹啉类衍生物，均为季铵型生物碱</td><td>盐酸小檗碱</td></tr>
<tr><td>延胡索</td><td rowspan="2">苄基异喹啉类</td><td>延胡索乙素</td></tr>
<tr><td>防己</td><td>粉防己碱和防己诺林碱</td></tr>
<tr><td>川乌</td><td>二萜类生物碱</td><td>乌头碱、次乌头碱和新乌头碱</td></tr>
<tr><td>洋金花</td><td rowspan="2">莨菪烷类生物碱</td><td>硫酸阿托品、氢溴酸东莨菪碱</td></tr>
<tr><td>天仙子</td><td>东莨菪碱、莨菪碱</td></tr>
<tr><td>马钱子</td><td>吲哚类生物碱</td><td>士的宁、马钱子碱</td></tr>
<tr><td>千里光</td><td>吡咯里西啶类生物碱</td><td>阿多尼弗林碱</td></tr>
<tr><td>雷公藤</td><td>基本结构分为两类：倍半萜大环内酯生物碱和精脒类生物碱</td><td>雷公藤甲素</td></tr>
</table>

高频考点速记

1. 可溶于水的生物碱是：小檗碱。

2. 生物碱 pK_a 值表示的是：生物碱的碱性强弱。

3. 鉴定生物碱的试剂：碘化铋钾。

4. 《中国药典》中，以士的宁为质量控制成分之一的中药是：马钱子。

5. 天仙子含有的主要生物碱是：东莨菪碱。

6. 对比记忆

（1）碱性最强的生物碱是：季铵生物碱。

（2）碱性最弱的生物碱是：伯胺生物碱。

7. 对比记忆

（1）马钱子中所含的生物碱是：士的宁（番木鳖碱）。

（2）洋金花中所含的生物碱是：莨菪碱。

（3）黄连中所含的生物碱是：小檗碱。

（4）苦参中所含的生物碱是：氧化苦参碱。

8. 对比记忆

（1）属于异喹啉类的生物碱是：小檗碱。

（2）属于莨菪烷类的生物碱是：东莨菪碱。

（3）结构中氮原子不在环状结构内的生物碱是：麻黄碱。

（4）属于季铵型的生物碱是：小檗碱。

9. 对比记忆

（1）具有中枢兴奋作用的有机胺类生物碱是：麻黄碱。

（2）具有抗肿瘤作用的双稠哌啶类生物碱是：苦参碱。

（3）具有解痉镇痛、解有机磷中毒和散瞳作用的生物碱是：莨菪碱。

10. 对比记忆

（1）《中国药典》中，以小檗碱为质量控制成分之一的中药是：黄连。

（2）《中国药典》中，以苦参碱为质量控制成分之一的中药是：山豆根。

11. 关于生物碱的说法，正确的有：①大多具有碱性；

②大多具有生物活性；③结构中含有氮原子。

12. 质量控制为生物碱的药材是：①川乌；②麻黄；③苦参；④黄连。

13. 影响生物碱碱性强弱的因素有：①氮原子的杂化方式；②诱导效应；③共轭效应；④空间效应；⑤氢键效应。

第三节　糖和苷

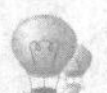

必备考点提示

1. 重点掌握糖和苷的分类、结构特征。
2. 重点掌握苷的水解反应。

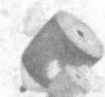

必备考点精编

一、糖的分类及结构特征

类型	结构特征
单糖	葡萄糖、果糖、鼠李糖
低聚糖	由 2~9 个单糖通过苷键结合而成的直链或支链聚糖
二糖	蔗糖、麦芽糖
多糖	由十个以上单糖通过苷键连接而成的糖

二、苷的分类及结构特征

按苷键类型分类		举　　例
O-苷	醇苷	红景天苷、毛茛苷
	酚苷	天麻苷
	氰苷	α-羟腈的苷，苦杏仁苷，易分解成苯甲醛（具有杏仁味）和氢氰酸

续表

按苷键类型分类		举　例
O-苷	酯苷	山慈菇苷 A
	吲哚苷	靛蓝
S-苷		萝卜苷
N-苷		易于酸水解；巴豆苷
C-苷		难于酸水解；芦荟苷

三、苷的裂解

水解
- 酸催化水解（易难顺序）
  - N-苷>O-苷>S-苷>C-苷
  - 呋喃糖苷>吡喃糖苷
  - 酮糖>醛糖
  - 五碳糖>甲基五碳糖>六碳糖>七碳糖
  - 去氧糖>羟基糖>氨基糖
- 碱催化水解
- 酶催化水解-专属性高，条件温和

四、苷类显色反应

显色反应为 Molish 反应，常用试剂：浓硫酸和 α-萘酚。

五、含氰苷类化合物的常用中药

苦杏仁、桃仁、郁李仁——质量控制成分：苦杏仁苷

高频考点速记

1. 低聚糖含有的单糖个数范围是：2~9 个。
2. 多糖结构中含有单糖分子的个数是：10 个以上。
3. 苷的分类中，苦杏仁苷属于：氰苷。

4. Molish反应呈阳性的化合物是：葡萄糖。

5. 最容易发生酸水解反应的苷类化合物是：氮苷。

6. 属于二糖的是：蔗糖。

7. 水解可生成氢氰酸的是：苦杏仁苷。

8. 关于苷类化合物的说法正确的有：①结构中均含有糖基；②可发生酶水解反应；③可发生酸水解反应。

9. 《中国药典》中，以苦杏仁苷为质量控制成分的中药是：①苦杏仁；②桃仁；③郁李仁。

第四节　醌　类

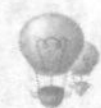

必备考点提示

1. 重点掌握醌类化合物的分类及结构特征。
2. 重点掌握醌类化合物的显色反应。
3. 重点掌握常用中药的结构类型及质量控制成分。

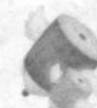

必备考点精编

一、醌类化合物的分类及结构特征

醌类
- 苯醌
- 萘醌：紫草素
- 菲醌：丹参醌Ⅰ
- 蒽醌
  - 大黄素型：大黄酚
  - 茜草素型：茜草素、羟基茜草素

二、醌类化合物的酸性

羟基数目越多，酸性越强，酸性强弱的排列顺序：

含-COOH>含两个以上β-OH>含一个β-OH>含两个以上α-OH>含一个α-OH

三、显色反应

显色反应	试剂	颜色变化	鉴别类型
Feigl 反应	碱性条件+醛类、邻二硝基苯	紫色	醌类衍生物
无色亚甲蓝显色试验	无色亚甲蓝乙醇溶液	蓝色斑点	苯醌及萘醌
Bornträger 反应	碱性溶液	呈橙、红、紫红及蓝色	羟基醌类
Kesting-Craven 反应	碱性条件+含活性次甲基试剂	蓝绿色或蓝紫色	苯醌及萘醌
与金属离子的反应	Pb^{2+}、Mg^{2+} 等金属离子	络合物	蒽醌类（具有α-酚羟基或邻二酚羟基）

四、常用中药的结构类型及质量控制成分

中药	结构类型	质量控制成分
大黄	蒽醌类	芦荟大黄素、大黄酸、大黄素、大黄酚和大黄素甲醚等总蒽醌含量
虎杖		大黄素和虎杖苷
何首乌		大黄素和大黄素甲醚
决明子		大黄酚、橙黄决明素
芦荟	羟基蒽醌类	芦荟苷
丹参	菲醌类	丹参酮 $Ⅱ_A$ 和丹酚酸 B
紫草	萘醌类	羟基萘醌总含量

高频考点速记

1. 主要含有醌类化合物的中药是：丹参。

2. 关于蒽醌类衍生物酸性强弱的说法，正确的是：酚羟基越多，酸性越强。

3.《中国药典》中，以大黄素和大黄素甲醚为质量控制成分的中药是：何首乌。

4. 对比记忆

（1）虎杖中含有的蒽醌类化合物是：大黄酸。

（2）虎杖中主要化学成分的结构类型是：蒽醌类。

5. 对比记忆

（1）紫草素属于：萘醌。

（2）丹参醌 $Ⅱ_A$ 属于：菲醌。

（3）羟基茜草素属于：蒽醌。

6. 对比记忆

（1）蒽醌类化合物具有酸性是因为：具有酚羟基。

（2）蒽醌类化合物具有碱性是因为：具有氧原子。

7. 关于大黄化学成分的说法正确的有：①主含醌类化合物；②大黄酸是其质量控制的成分之一；③大多具有酸性。

第五节　香豆素和木脂素类

必备考点提示

1. 重点掌握常用中药的结构类型和质量控制成分。
2. 掌握香豆素的分类及结构特征。
3. 掌握香豆素的显色反应。

必备考点精编

一、香豆素的分类与结构

分类：
- 母核：苯骈 α-吡喃酮
- 简单香豆素类：伞形花内酯
- 呋喃香豆素类：补骨酯内酯
- 吡喃香豆素类：花椒内酯
- 异香豆素类：茵陈炔内酯
- 其他香豆素类

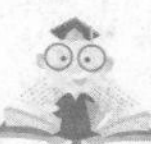

二、香豆素的显色反应

显色反应	试剂	颜色	鉴别类型
异羟肟酸铁反应	碱性条件+盐酸羟胺+酸性条件下+Fe^{3+}	红色	香豆素
三氯化铁反应	三氯化铁	蓝绿色	有酚羟基的香豆素类
Gibb 反应	2,6-二氯（溴）苯醌氯亚胺	蓝色	酚羟基对位的活泼氢
Emerson 反应	氨基安替比林和铁氰化钾	红色	

三、呋喃香豆素的光化学毒性

光敏作用，轻则引起皮肤黄褐斑或色素沉着，重则引起皮肤损伤，甚至皮肤癌。

四、含香豆素和木脂素类化合物的常用中药

结构类型	中药	质量控制成分
香豆素	秦皮	秦皮甲素、秦皮乙素
	前胡	白花前胡甲素、白花前胡乙素
	肿节风	异嗪皮啶、迷迭香酸
	补骨脂	补骨脂素、异补骨脂素
木脂素	五味子	五味子醇甲（联苯环辛烯型）
	厚朴	厚朴酚、和厚朴酚
	连翘	连翘苷、连翘酯苷 A
	细辛	细辛脂素

高频考点速记

1. 厚朴酚的结构类型是：木脂素类。

2. 香豆素类化合物显色反应显蓝色的是：Gibb 反应。

3. 具有光化学毒性的中药化学成分类型是：呋喃香豆素。

4. 对比记忆

(1)《中国药典》中，前胡质量控制成分的结构类型是：香豆素。

(2)《中国药典》中，厚朴质量控制成分的结构类型是：木脂素。

5. 五味子素含有：①联苯结构；②环辛烯结构。

6. 含酚羟基的香豆素类化合物具有的性质或反应有：①荧光性质；②Gibb 反应；③Emerson 反应。

7.《中国药典》中质量控制成分为香豆素类的中药有：①秦皮；②前胡；③补骨脂。

第六节 黄酮类

必备考点提示

1. 重点掌握黄酮类化合物的酸碱性和显色反应。

2. 重点掌握常用中药的结构类型及质量控制成分。

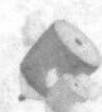

必备考点精编

一、性状

(1) 二氢黄酮、二氢黄酮醇、黄烷及黄烷醇有旋光性，其余均无光学活性。

(2) 黄酮、黄酮醇及其苷类多显灰黄色至黄色，查耳

酮为黄色至橙黄色，而二氢黄酮、二氢黄酮醇不显色，异黄酮显浅黄色。

二、酸碱性

酚羟基酸性强弱顺序：7,4′-二羟基>7 或 4′-羟基>一般酚羟基>5-羟基

三、显色反应

显色反应		颜色	鉴别类型
还原试验	盐酸-镁粉（或锌粉）反应	橙红色至紫红色	黄酮类（除查耳酮、橙酮、儿茶素类）
	四氢硼钠（钾）反应	红色至紫色	二氢黄酮类
金属盐类试剂的络合反应	铝盐	黄色	黄酮类
	铅盐	黄色至红色沉淀	黄酮类
	锆盐	黄色	3-或5-羟基的黄酮类 加入枸橼酸后： 褪色（5-OH） 不褪色（3-OH）
	镁盐	天蓝色荧光	二氢黄酮、二氢黄酮醇类
		显黄色至橙黄色乃至褐色	黄酮、黄酮醇及异黄酮类
	氯化锶（$SrCl_2$）	绿色至棕色乃至黑色沉淀	邻二酚羟基结构的黄酮类
	三氯化铁	阳性	含酚羟基黄酮类
硼酸显色反应		亮黄色	5-羟基黄酮及2′-羟基查耳酮类
碱性试剂显色反应		橙色至黄色	二氢黄酮类
		黄色→棕色	黄酮醇类

续表

显色反应	颜色	鉴别类型
碱性试剂显色反应	黄色→深红色→绿棕色沉淀	有邻二酚羟基取代或3,4′-二羟基取代的黄酮类化合物

四、含黄酮类化合物的常用中药

化学成分	结构类型	中药	质量控制成分
黄酮类	异黄酮类	葛根	葛根素
	黄酮类	黄芩	黄芩苷
		银杏叶	总黄酮醇苷和萜类内酯
		槐花	总黄酮【以芦丁（黄酮醇）计】
	二氢黄酮	陈皮	橙皮苷
		满山红	杜鹃素

高频考点速记

1. 与四氢硼钠试剂反应呈阳性的是：二氢黄酮。

2. 用于黄酮类化合物的显色反应的是：盐酸-镁粉反应。

3. 地黄在炮制及放置过程中容易变黑的原因是：其化学成分中含有环烯醚萜苷。

4. 化合物中酸性最强的是：7,4′-二羟基黄酮。

5. 化合物中酸性最弱的是：5-羟基黄酮。

6. 含不同羟基的黄酮类化合物的酸性强弱顺序为：7,4′-二羟基>7或4-羟基>一般酚羟基>5-羟基。

7. 含有8-去甲基杜鹃素的药材是：满山红。

8. 含有黄酮和萜类内酯的中药是：银杏叶。

9. 含有芦丁的中药是：槐花。

10. 含有橙皮苷的中药是：陈皮。

11. 因保存或炮制不当，有效成分水解、氧化，变成绿色的药材是：黄芩。

12. 主含有黄酮类化合物的中药有：①槐花；②黄芩。

13. 黄酮类化合物主要的结构类型有：①二氢查耳酮类；②二氢黄酮类；③高异黄酮类；④查耳酮类。

第七节　萜类和挥发油

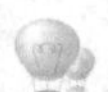

必备考点提示

1. 重点掌握挥发油的化学组成、性质及化学常数。
2. 掌握萜的分类及常用中药的化学结构类型。

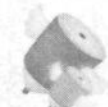

必备考点精编

一、萜的分类

萜类化合物是由甲戊二羟酸衍生而成。

- 萜类
  - 单萜：2 分子异戊二烯单位，含有 10 个碳原子（薄荷醇）
  - 环烯醚萜类
    - 基本母核：环烯醚萜醇
    - 氧化反应：地黄及玄参等中药在炮制及放置过程中变成黑色
    - 显色反应
      - 酶水解，则显深蓝色
      - 遇氨基酸并加热显深红色至蓝色，最后生成蓝色沉淀
      - 与皮肤接触，使皮肤染成蓝色
      - 与铜离子加热显蓝色
    - 举例：栀子苷、龙胆苦苷
  - 倍半萜：3 个异戊二烯单位（青蒿素）
  - 二萜：4 个异戊二烯单位，含 20 个碳原子（穿心莲内酯）

二、挥发油的化学组成、性质及化学常数

- 挥发油
  - 定义：可随水蒸气蒸馏、与水不相混溶的挥发性油状液体
  - 化学组成
    - 萜类化合物：单萜、倍半萜及其含氧衍生物
    - 芳香族化合物：小分子的苯丙素类衍生物
    - 脂肪族化合物：一些小分子化合物
    - 其他类化合物
  - 性质：挥发性、水不溶性
  - 化学常数
    - 酸值
      - 指标：游离羧酸和酚类成分含量
      - 表示：中和1g挥发油中游离酸性成分所消耗氢氧化钾的毫克数
    - 酯值
      - 指标：酯类成分含量
      - 表示：水解1g挥发油中所含酯需消耗氢氧化钾的毫克数
    - 皂化值
      - 指标：游离羧酸、酚类成分和结合态酯总量
      - 表示：皂化1g挥发油所消耗氢氧化钾的毫克数
      - 皂化值是酸值和酯值之和

三、常用中药的化学结构类型

成分类型	中药	结构类型	质量控制成分
萜类	穿心莲	二萜	穿心莲内酯、脱水穿心莲内酯
	青蒿	倍半萜	—
	龙胆	裂环环烯醚萜苷类	龙胆苦苷
挥发油	薄荷	单萜类	—
	莪术	倍半萜类	—
	艾叶	单萜类	桉油精（桉叶素）
	肉桂	—	桂皮醛

高频考点速记

1. 由甲戊二羟酸衍生而成的化合物是：萜类。

2. 薄荷挥发油中含有的主要化学成分的结构类型是：萜类。

3. 具有抗恶性疟疾活性的萜类化合物是：青蒿素。

4. 简单地区别挥发油和脂肪油的性质是：挥发性。

5. 某植物提取物遇皮肤呈蓝色，可能含有：环烯醚萜。

6.《中国药典》中，以挥发油作为质量控制指标的中药是：薄荷。

7. 中药挥发油中萜类化合物的结构类型主要有：①单萜；②倍半萜。

8. 挥发油的主要组成成分有：①小分子脂肪族化合物；②倍半萜。

9. 可用于衡量挥发油质量的重要化学常数有：①酸值；②酯值；③皂化值。

10. 评价挥发油质量的物理常数有：①比旋度；②折光率；③相对密度。

第八节　皂苷类

必备考点提示

1. 重点掌握苷的显色反应及常用中药的结构类型及质量控制成分。

2. 掌握皂苷的分类。

必备考点精编

一、皂苷的分类

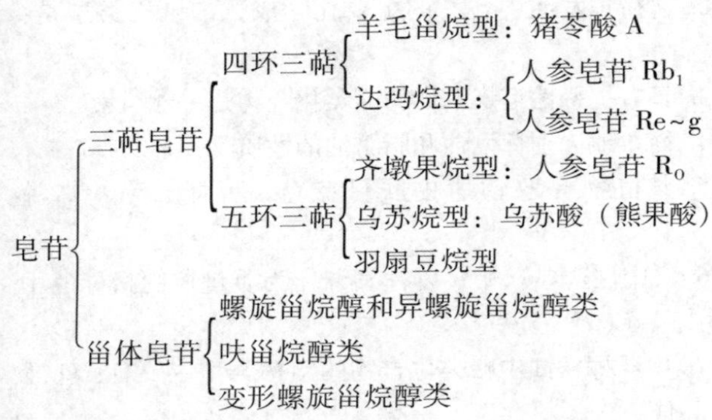

二、皂苷的理化性质

理化性质
- 发泡性：皂苷水溶液经强烈振荡能产生持久性的泡沫
- 溶血性：如人参三醇及齐墩果酸为苷元的人参皂苷
- 显色反应
  - Liebermann 反应：黄→红→蓝→紫→绿→褪色
  - 醋酐-浓硫酸（Liebermann-Burchard）反应：三萜皂苷（红色或紫色）；甾体皂苷（蓝绿色）
  - 三氯乙酸反应-甾体皂苷：加热至 60℃（红色渐变为紫色）；三萜皂苷：加热至 100℃（红色→紫色）
  - 三氯甲烷-浓硫酸反应：三氯甲烷层（红色或蓝色）；硫酸层（绿色荧光）
  - 五氯化锑反应：蓝色、灰蓝色或灰紫色
  - 芳香醛-硫酸或高氯酸反应：甾体皂苷

三、常用中药的化学结构类型及质量控制成分

结构类型	中药	质量控制成分
三萜皂苷	人参	人参皂苷（人参皂苷二醇型、人参皂苷三醇型和齐墩果酸型）
	三七	人参皂苷 Rg_1、人参皂苷 Rb_1 及三七皂苷 R_1
	甘草	甘草酸（五环三萜）、甘草苷
	黄芪	黄芪甲苷
	合欢皮	（-）-丁香树脂酚-4-*O*-*β*-*D*-呋喃芹糖基-（1→2）-*β*-*D*-吡喃葡萄糖苷（五环三萜齐墩果烷型）
	商陆	商陆皂苷甲（商陆皂苷 A）
	柴胡	柴胡皂苷 a 和柴胡皂苷 d（五环三萜齐墩果烷型）
甾体皂苷	麦冬	麦冬总皂苷
	知母	知母皂苷 BⅡ和芒果苷

高频考点速记

1. 人参皂苷属于：三萜皂苷。

2. 具有溶血作用的苷类化合物为：三萜皂苷。

3. 对比记忆

（1）《中国药典》中，柴胡质量控制成分的结构类型是：三萜皂苷。

（2）《中国药典》中，穿心莲质量控制成分的结构类型是：二萜。

4. 对比记忆

（1）甘草中的皂苷是：三萜皂苷。

（2）洋地黄毒苷是：强心苷。

（3）黄芪甲苷的构型是：三萜皂苷。

5. 对比记忆

（1）熊果酸的结构类型是：乌苏烷型。

（2）柴胡皂苷 a 的结构类型是：齐墩果烷型。

6. 对比记忆

（1）甘草酸属于：五环三萜皂苷。

（2）知母皂苷属于：甾体皂苷。

（3）人参皂苷 Rb_1 属于：四环三萜皂苷。

7. 人参中化学成分的结构类型主要有：①人参二醇型；②人参三醇型；③齐墩果酸型。

8. 常见的三萜皂苷类型有：①羊毛甾烷型；②乌苏烷型；③羽扇豆烷型；④齐墩果烷型。

9. 具发泡性质的有：①柴胡皂苷；②人参总皂苷。

10. Liebermann-Burchard 反应呈阳性的苷类有：①五环三萜皂苷；②甾体皂苷；③四环三萜皂苷。

11. 按照化学结构分类，皂苷的结构类型有：①甾体皂苷；②三萜皂苷。

12. 大多数皂苷共同的性质有：①苦味及辛辣味；②吸湿性；③易溶于水；④能产生泡沫；⑤溶血性。

第九节 强心苷

必备考点提示

1. 重点掌握与苷元的连接方式、水解反应、显色反应。

2. 掌握强心苷的分类、常用中药的结构类型。

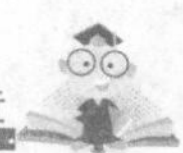

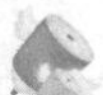

必备考点精编

一、强心苷元部分的分类

分类
- 甲型强心苷元（强心甾烯类）-基本母核称为强心甾
- 乙型强心苷元（海葱甾二烯或蟾蜍甾二烯类）-基本母核为海葱甾或蟾蜍甾

二、与苷元的连接方式

强心苷
- Ⅰ型：苷元-（2,6-去氧糖）x-（*D*-葡萄糖）y
- Ⅱ型：苷元-（6-去氧糖）x-（*D*-葡萄糖）y
- Ⅲ型：苷元-（*D*-葡萄糖）y

三、显色反应

强心苷	显色反应	颜色
甾体母核的颜色反应	Liebermann-Burchard 反应（醋酐-浓硫酸反应）	红→紫→蓝→绿→污绿→褪色
	Salkowski 反应	硫酸层-血红色或蓝色 三氯甲烷层-绿色荧光
	Tschugaev 反应	紫红→蓝→绿
	三氯化锑反应	灰蓝色、蓝色、灰紫色
	三氯乙酸-氯胺 T 反应	区别洋地黄类强心苷的各种苷元
C-17 位上不饱和内酯环的颜色反应（鉴别甲型强心苷）	Legal 反应（亚硝酰铁氰化钠试剂反应）	深红色并渐渐褪去
	Raymond 反应（间二硝基苯试剂反应）	蓝紫色
	Kedde 反应（3,5-二硝基苯甲酸试剂反应）	红色或紫红色
	Baljet 反应（碱性苦味酸试剂反应）	橙色或橙红色

续表

强心苷	显色反应	颜色
α-去氧糖颜色反应	Keller-Kiliani（K-K）反应	乙酸层显蓝色
	呫吨氢醇（Xanthydrol）反应	显红色
	对-二甲氨基苯甲醛反应	灰红色斑点
	过碘酸钠-对硝基苯胺反应	黄色荧光斑点

四、水解反应

- 水解反应
  - 酸水解
    - 温和酸水解
      - Ⅰ型强心苷
      - 裂解位置：苷元和α-去氧糖之间；α-去氧糖与α-去氧糖之间
    - 强烈酸水解-Ⅱ型和Ⅲ型强心苷
    - 氯化氢-丙酮法（Mannich 和 Siewert 法）-Ⅱ型强心苷
  - 酶水解：强心作用大小为：单糖苷>二糖苷>三糖苷
  - 碱水解

五、常用中药的结构类型及质量控制成分

香加皮、罗布麻叶中均含有甲型强心苷。

高频考点速记

1. 强心苷能发生温和酸水解的原因是：分子中含有2-去氧糖。

2. Ⅰ型强心苷是：苷元-（2,6-二去氧糖）x-（*D*-葡萄糖）y。

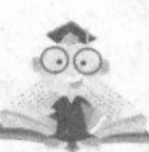

3. 结构中含有 α-去氧糖的苷类化合物是：强心苷。

4. 含有强心苷的中药是：香加皮。

5. 用温和酸水解法可使强心苷中哪些苷键开裂：①苷元与 α-去氧糖之间的苷键；②α-去氧糖和 α-去氧糖之间的苷键。

6. 能够发生甾体母核显色反应的结构类型有：①甲型强心苷类；②乙型强心苷类。

第十节　主要动物类化学成分

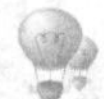

必备考点提示

1. 重点掌握牛黄、熊胆中主要化学成分的结构类型。

2. 重点掌握常用动物药的主要化学成分。

必备考点精编

常用动物类中药

结构类型	中药	主要化学成分	质量控制成分
胆汁酸类（甾体类）	牛黄	8%胆汁酸（胆酸、去氧胆酸和石胆酸）	胆酸和胆红素
	熊胆	胆汁酸类-牛磺熊去氧胆酸	—
含强心苷元	蟾酥	蟾蜍甾二烯类、强心甾烯蟾毒类	华蟾酥毒基和脂蟾毒配基
其他	麝香	麝香酮	麝香酮
	斑蝥	单萜类—斑蝥素	—
	水蛭	水蛭素	—

高频考点速记

1. 牛黄的主要活性成分是：去氧胆酸。

2. 对比记忆

（1）主要成分为胆酸的中药是：牛黄。

（2）主要成分具有强心作用的中药是：蟾酥。

（3）主要成分为去氧胆酸的中药是：牛黄。

（4）约含 8% 胆汁酸的是：牛黄。

（5）有效成分为牛磺熊去氧胆酸的是：熊胆。

（6）含有麝香酮的是：麝香。

3. 以胆汁酸为主要有效成分的中药有：①牛黄；②熊胆。

第十一节　其他成分

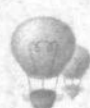必备考点提示

1. 重点掌握常用中药的化学结构。

2. 重点掌握鞣质的性质和去除方法。

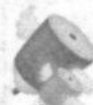必备考点精编

桂皮酸类衍生物的结构特点是：基本结构为苯丙酸，取代基多为羟基、甲氧基等。

一、常用中药的有机酸类成分化学结构

中药	化学结构
金银花	绿原酸为一分子咖啡酸与一分子奎宁酸结合而成的酯 绿原酸和异绿原酸是金银花的主要抗菌有效成分
当归	有机酸类成分：阿魏酸、香草酸、烟酸和琥珀酸 质量控制成分：阿魏酸

续表

中药	化学结构
丹参	分为脂溶性的二萜醌类化合物和水溶性的酚酸类成分
马兜铃	结构特点：马兜铃酸类成分—马兜铃酸Ⅰ（马兜铃酸A） 毒性：肾毒性，易导致肾衰；致突变、致畸等 含有马兜铃酸的中药：马兜铃、关木通、广防己、细辛、天仙藤、青木香、寻骨风 国家食药总局取消关木通、广防己、青木香的药用标准

二、鞣质

- 鞣质
  - 分类
    - 可水解鞣质
    - 缩合鞣质
  - 性质
    - 与蛋白质作用→不溶于水的复合物沉淀
    - 与三氯化铁作用→蓝黑色或绿黑色（制造蓝黑墨水）
    - 与重金属作用→沉淀
    - 与生物碱作用→难溶于水的沉淀
    - 与铁氰化钾的氨溶液作用→深红色→棕色
  - 除去鞣质方法
    - 冷热处理法
    - 石灰法
    - 铅盐法
    - 明胶法
    - 聚酰胺吸附法
    - 溶剂法

三、蜕皮激素

- 蜕皮激素
  - 主要结构特点是甾核上带有7位双键和6-酮基
  - 牛膝
    - 主要成分：羟基促蜕皮甾酮和牛膝甾酮
    - 指标成分：β-蜕皮甾酮

高频考点速记

1. 与明胶作用后形成水不溶性沉淀的是：鞣质。

2. 绿原酸分子结构中含有的结构单元是：一分子咖啡酸。

3. 含有马兜铃酸的中药有：①马兜铃；②细辛。

4. 因含马兜铃酸而被国家药品监督管理部门取消药品标准的中药有：①关木通；②青木香；③广防己。

5. 去除中药提取物中鞣质的方法有：①石灰法；②聚酰胺吸附法；③铅盐法。

第四章　中药炮制与饮片质量

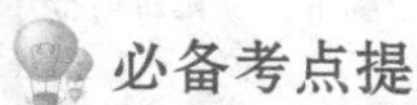

必备考点提示

1. 重点掌握炮制的辅料及饮片的质量。
2. 重点掌握常用饮片炮制方法及作用。

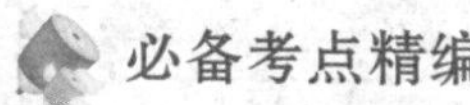

必备考点精编

一、炮制的目的

炮制目的：
- 降低或消除药物的毒性或副作用
- 改变或缓和药物的性能
- 增强药物疗效
- 便于调剂和制剂
- 改变或增强药物作用的部位和趋向

二、炮制常用辅料及药物共制作用

辅料		辅料作用及与药物共制作用
液体辅料	酒	活血通络，祛风散寒，行药势，矫味矫臭 可提高药物溶解度，增加疗效
	醋	引药入肝、理气、止血、行水、消肿、解毒、散瘀止痛、矫味矫臭 可增加药物溶解度，提高疗效，杀菌防腐
	盐水	强筋骨，软坚散结，清热，凉血，解毒，防腐，并能矫味 可引药下行，缓和药物的性能，增强药物的疗效，并能矫味、防腐
	姜汁	发表，散寒，温中，止呕，开痰，解毒 可抑制药物寒性，增强疗效，降低毒性

续表

辅料		辅料作用及与药物共制作用
液体辅料	蜜	生则清热，熟则补中，解毒，润燥，止痛，矫味矫臭，调和药性 与药物起协同作用，增强药物疗效，解毒，缓和药物性能，矫味矫臭
	油	润燥通便，解毒生肌 利于粉碎和成分的溶出，降低毒性，矫味矫臭
固体辅料	麦麸	和中益脾 缓和药物燥性，增强疗效，矫味，使药物色泽均匀一致
	河砂	便于粉碎和利于有效成分的溶出，降低药物毒副作用，去除非药用部位，矫味矫臭
	稻米	补中益气，健脾和胃，除烦止渴，止泻痢 可增强药物疗效，降低刺激性和毒性
	土	温中和胃，止血，止呕，涩肠止泻 可降低药物的刺激性，增强药物疗效
	滑石粉	利尿，清热，解暑 使药物受热均匀
	蛤粉	清热，利湿，化痰，软坚 除去药物的腥味，增强疗效

三、常用饮片的质量控制

- 检查
  - 杂质检查
  - 水分检查
    - 一般炮制品的水分含量：7%～13%
    - 蜜炙品不得过15%
    - 烫制后醋淬制品不得过10%
    - 其他制品均不得过13%
  - 灰分检查
  - 有害物质检查
  - 微生物检查

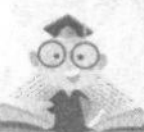

四、常用饮片的炮制方法及作用

（一）炒法

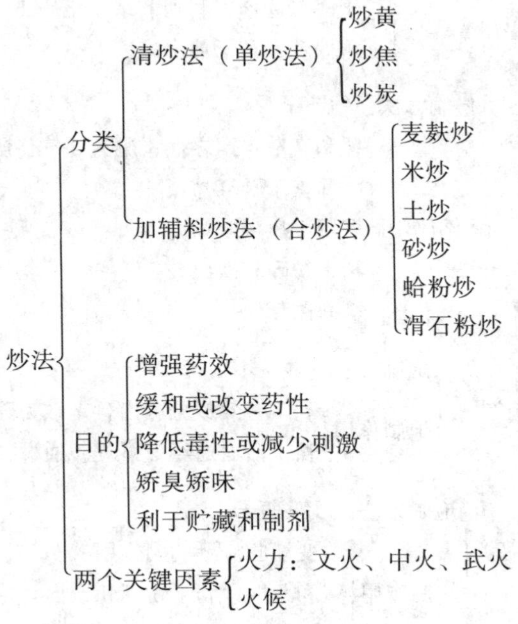

1. 炒黄

炒黄
- 定义：净制或切制的药物 $\xrightarrow[\text{翻动或转动}]{\text{文火或中火}}$ 表面呈黄色或颜色加深，发泡鼓起，爆裂，逸出气味的方法
- 判定
  - 对比看
  - 听爆声
  - 闻香气
  - 看断面

牛蒡子
- 炮制方法：炒牛蒡子
- 炮制作用
  - 缓和寒滑之性，宣散作用更强
  - 长于解毒透疹，利咽散结，化痰止咳
  - 杀酶保苷，利于煎出

芥子
- 炮制方法：炒芥子
- 炮制作用
  - 缓和辛散走窜之性，避免耗气伤阴，并善于顺气豁痰
  - 多用于痰多咳嗽
  - 利于粉碎和煎出
  - 杀酶保苷

王不留行
- 炮制方法：炒王不留行
- 炮制作用
  - 利于有效成分煎出且走散力强
  - 长于活血通经，下乳，通淋

莱菔子
- 炮制方法：炒莱菔子
- 炮制作用
  - 改变涌吐痰涎的副作用
  - 缓和药性，利于粉碎和煎出
  - 长于消食除胀、降气化痰

苍耳子
- 炮制方法：炒苍耳子
- 炮制作用
  - 降低毒性
  - 偏于通鼻窍，祛风湿，止痛

2. 炒焦

炒焦
- 定义：净选或切制药物 $\xrightarrow{\text{中火或武火}}$ 表面呈焦黄或焦褐色，内部颜色加深，有焦香气味
- 目的
  - 增强药物消食健脾的功效
  - 减少药物的刺激性

山楂
- 炮制方法
  - 炒山楂
  - 焦山楂
  - 山楂炭
- 炮制作用
  - 炒山楂：酸味减弱，缓和对胃的刺激性，善于消食化积
  - 焦山楂：酸味减弱，增加了苦味，长于消食止泻
  - 山楂炭：其性收涩，具有止血、止泻的功效

栀子
- 炮制方法
  - 炒栀子
  - 焦栀子
  - 栀子炭
- 炮制作用
  - 炒栀子：缓和对胃刺激性，热较甚者可用，清热除烦
  - 焦栀子：脾胃较虚弱者可用，清热除烦
  - 栀子炭：善于凉血止血

3. 炒炭

炒炭
- 定义：净制或切制药物 —武火或中火→ 表面焦黑色或焦褐色，内部呈棕褐色或棕黄色
- “炒炭存性”
- 目的：使药物增强或产生止血、止泻作用

大蓟
- 炮制方法：大蓟炭
- 炮制作用：凉性减弱，收敛止血作用增强

蒲黄
- 炮制方法：蒲黄炭
- 炮制作用：性涩，止血作用增强

荆芥
- 炮制方法
  - 炒荆芥
  - 荆芥炭
- 炮制作用
  - 炒荆芥：有祛风理血的作用
  - 荆芥炭：辛散作用极弱，具止血功效

4. 麸炒

麸炒
- 适宜药物：补脾胃或作用强烈及有腥味的药物
- 目的
  - 增强疗效—山药、白术、芡实
  - 缓和药性—苍术、枳壳、薏苡仁
  - 矫臭矫味—僵蚕
- 操作方法
  - 净麸炒—用量：100kg 药物用 10~15kg 麦麸
  - 蜜麸炒
  - 糖麸炒

枳壳
- 炮制方法：麸炒枳壳
- 炮制作用
  - 可缓和其峻烈之性，偏于理气健胃消食
  - 适宜于年老体弱而气滞者
- 用量：100kg 药物用 10kg 麦麸

苍术
- 炮制方法
  - 麸炒苍术
  - 焦苍术
- 炮制作用
  - 麸炒苍术：辛味减弱，燥性缓和，气变芳香，增强了健脾和胃的作用
  - 焦苍术：辛燥之性大减，以固肠止泻为主

5. 米炒

米炒
- 目的
  - 增强药物健脾止泻作用—党参
  - 降低药物毒性—红娘子、斑蝥
  - 矫正不良气味—昆虫类药物
- 用量：100kg 药物用 20kg 米

斑蝥
- 炮制方法：米炒斑蝥—100kg 斑蝥用 20kg 米
- 炮制作用
  - 毒性降低，矫正气味，可内服
  - 以通经、破癥散结为主

6. 土炒

土炒
- 目的：能温中燥湿，止呕，止泻，故常用来炮制补脾止泻的药物—白术、山药
- 用量：100kg 药物用 25~30kg 土粉

白术
- 炮制方法
  - 土炒白术
  - 麸炒白术
- 炮制作用
  - 土炒白术：借土气助脾，补脾止泻力胜
  - 麸炒白术：能缓和燥性，增强健脾、消胀作用

山药
- 炮制方法
  - 土炒山药
  - 麸炒山药
- 炮制作用
  - 土炒山药：以补脾止泻为主
  - 麸炒山药：以补脾健胃为主

7. 砂炒

砂炒
- 适用药物：炒制质地坚硬的药材
- 目的
  - 增强疗效，便于调剂和制剂—狗脊、穿山甲
  - 降低毒性—马钱子
  - 便于去毛—骨碎补
  - 矫臭矫味—鸡内金、脐带

马钱子
- 炮制方法：制马钱子
  - 砂烫
  - 油炸
- 炮制作用
  - 毒性降低
  - 质地酥脆，易于粉碎
  - 可供内服，常制成丸散剂应用

骨碎补
- 炮制方法：砂炒骨碎补
- 炮制作用
  - 质地松脆，易于除去鳞片，便于调剂和制剂，有利于煎出有效成分
  - 以补肾强骨、续伤止痛为主

鳖甲
- 炮制方法：醋鳖甲
- 炮制作用
  - 质变酥脆，易于粉碎及煎出有效成分
  - 矫臭矫味
  - 增强药物入肝消积、软坚散结的作用

鸡内金
- 炮制方法
  - 炒鸡内金
  - 砂炒鸡内金
  - 醋鸡内金
- 炮制作用
  - 炒鸡内金、砂炒鸡内金：质地酥脆，便于粉碎，矫正不良气味，增强健脾消积的作用
  - 醋鸡内金
    - 质酥易脆
    - 矫正气味
    - 有疏肝助脾的作用

8. 滑石粉炒

滑石粉炒
- 适于韧性较大的动物类药物
- 目的
  - 使质地酥脆，便于粉碎和煎煮—黄狗肾
  - 降低毒性及矫正不良气味—刺猬皮、水蛭
- 用量：100kg 药物用 40~50kg 滑石粉

水蛭
- 炮制方法：烫水蛭
- 炮制作用
  - 降低毒性
  - 质地酥脆，利于粉碎
  - 多入丸散

9. 蛤粉炒

蛤粉炒
- 适宜药物：炒制胶类动物
- 目的
  - 使质地酥脆，便于制剂和调剂
  - 降低药物的滋腻之性，矫正不良气味—阿胶、鹿角胶
- 用量：100kg 药物用 30~50kg 蛤粉

- 阿胶
  - 炮制方法
    - 阿胶珠
    - 蒲黄炒阿胶
  - 炮制作用
    - 蛤粉炒阿胶：降低滋腻之性，质变酥脆，利于粉碎，矫正气味，善于益肺润燥
    - 蒲黄炒阿胶：以止血安络力强

二、炙法

- 炙法
  - 作用：降低毒性、抑制偏性、增强疗效、矫臭矫味、使有效成分易于溶出，提高疗效
  - 分类：酒炙、醋炙、盐炙、姜炙、蜜炙、油炙

1. 酒炙

- 酒炙
  - 作用：活血通络、祛风散寒、矫臭去腥
  - 适宜药物：活血散瘀药、祛风通络药及动物类中药
  - 目的
    - 改变药性，引药上行—大黄、黄连、黄柏
    - 增强活血通络作用—当归、川芎、桑枝
    - 矫臭去腥—乌梢蛇、蕲蛇、紫河车
  - 用量：100kg 药物用 10~20kg 黄酒

- 大黄
  - 炮制方法
    - 酒大黄
    - 熟大黄
    - 大黄炭
    - 醋大黄
    - 清宁片
  - 炮制作用
    - 酒大黄：苦寒泻下作用稍缓，并借酒升提之性引药上行，善清上焦血分热毒
    - 熟大黄：泻下作用缓和，腹痛之副作用减轻，增强活血祛瘀之功
    - 大黄炭：泻下作用极微，有凉血化瘀止血作用
    - 醋大黄：泻下作用减弱，以消积化瘀为主
    - 清宁片：泻下作用缓和，具缓泻而不伤气，逐瘀而不败正之功，适于大便秘结之年老、体弱者及久病患者

- 黄连
  - 炮制方法
    - 酒黄连
    - 姜黄连
    - 萸黄连
  - 炮制作用
    - 酒黄连：能引药上行，缓其寒性，善清头目之火
    - 姜黄连：苦寒之性缓和，止呕作用增强
    - 吴茱萸制黄连：抑制其苦寒之性，使黄连寒而不滞，以清气分湿热，散肝胆郁火为主

- 当归
  - 炮制方法
    - 酒当归
    - 土炒当归
    - 当归炭
  - 炮制作用
    - 酒当归：活血通经、祛瘀止痛的作用增强
    - 土炒当归：既能增强入脾补血作用，又能缓和油润而不滑肠
    - 当归炭：以止血和血为主

- 蕲蛇
  - 炮制方法：酒蕲蛇
  - 炮制作用
    - 增强祛风、通络、止痉作用
    - 可矫味，减少腥气，便于粉碎和制剂，临床多用酒制品

- 白芍
  - 炮制方法
    - 酒白芍
    - 炒白芍
    - 醋白芍
    - 土炒白芍
  - 炮制作用
    - 炒白芍：寒性缓和，以养血和营，敛阴止汗为主
    - 酒白芍：酸寒伐肝之性降低，入血分，善于调经止血，柔肝止痛
    - 醋白芍：引药入肝，敛血养血、疏肝解郁作用最强
    - 土炒白芍：增强养血和脾、止泻作用

丹参
- 炮制方法：酒丹参
- 炮制作用：寒凉之性缓和，活血祛瘀、调经止痛功能增强

川芎
- 炮制方法：酒川芎
- 炮制作用：引药上行，增强活血行气止痛作用

2. 醋炙

醋炙
- 作用：收敛、解毒、散瘀止痛、矫味
- 适用药物：疏肝解郁、散瘀止痛、攻下逐水的药物
- 目的
  - 降低毒性，缓和药性—甘遂、京大戟、芫花、商陆
  - 引药入肝，增强活血止痛作用—乳香、没药、三棱、莪术
  - 矫臭矫味—乳香、没药、五灵脂
- 用量：100kg 药物用 20~30kg 米醋

甘遂
- 炮制方法：醋甘遂
- 炮制作用：减低毒性，缓和峻泻作用

延胡索
- 炮制方法
  - 醋延胡索
  - 酒延胡索
- 炮制作用
  - 醋延胡索：行气止痛作用增强，用于身体各部位的多种疼痛证候
  - 酒延胡索：以活血、祛瘀、止痛为主

乳香
- 炮制方法
  - 醋乳香
  - 炒乳香
- 炮制作用
  - 刺激性缓和，利于服用，便于粉碎
  - 增强活血止痛、收敛生肌的功效
  - 矫臭矫味

香附
- 炮制方法
  - 醋香附
  - 四制香附
  - 酒香附
  - 香附炭
- 炮制作用
  - 醋香附：疏肝止痛作用增强，并能消积化滞
  - 四制香附：以行气解郁，调经散结为主
  - 酒香附：能通经脉，散结滞
  - 香附炭：味苦、涩，性温，多用于治妇女崩漏不止

柴胡
- 炮制方法
  - 醋柴胡
  - 鳖血柴胡
- 炮制作用
  - 醋柴胡：升散之性缓和，疏肝止痛作用增强
  - 鳖血柴胡：能填阴滋血，抑制其浮阳之性，增强清肝退热的功效

3. 盐炙

盐炙
- 适宜药物：补肾固精、疗疝、利尿和泻相火的药物
- 目的
  - 引药下行，增强疗效—杜仲、小茴香、车前子、益智仁、知母、黄柏
  - 缓和药物辛燥之性—补骨脂、益智仁
  - 增强滋阴降火作用—知母、黄柏
- 用量：100kg 药物用 2kg 食盐

杜仲
- 炮制方法：盐杜仲
- 炮制作用：引药入肾，直达下焦，温而不燥，补肝肾、强筋骨、安胎的作用增强

黄柏
- 炮制方法
  - 盐黄柏
  - 酒黄柏
  - 黄柏炭
- 炮制作用
  - 盐黄柏：引药入肾，缓和枯燥之性，增强滋肾阴、泻相火、退虚热的作用
  - 酒黄柏：降低苦寒之性，借酒升腾之力，引药上行，清血分湿热
  - 黄柏炭：清湿热之中兼具涩性，多用于便血、崩漏下血

泽泻
- 炮制方法
  - 盐泽泻
  - 麸炒泽泻
- 炮制作用
  - 盐泽泻：引药下行，并能增强泻热作用，利尿而不伤阴
  - 麸炒泽泻：寒性稍缓，长于渗湿和脾，降浊以升清

车前子
- 炮制方法
  - 炒车前子
  - 盐车前子
- 炮制作用
  - 炒车前子：寒性稍减，并能提高煎出效果，长于渗湿止泻、祛痰止咳
  - 盐车前子：泻热利尿而不伤阴，并引药下行，增强在肾经的作用

4. 姜炙

姜炙
- 适宜药物：祛痰止咳、降逆止呕的药物
- 目的
  - 制其寒性，增强和胃止呕作用—黄连、竹茹
  - 缓和副作用，增强疗效—厚朴
- 用量：100kg 药物用 10kg 生姜

厚朴
- 炮制方法：姜厚朴
- 炮制作用：消除对咽喉的刺激性，可增强宽中和胃的功效

竹茹
- 炮制方法：姜竹茹
- 炮制作用：增强降逆止呕的功效

5. 蜜炙

蜜炙
- 适宜药物：止咳平喘、补脾益气的药物
- 目的
  - 增强润肺止咳作用：百部、款冬花、紫菀
  - 增强补脾益气作用：黄芪、甘草、党参
  - 缓和药性：麻黄
  - 矫味和消除副作用：马兜铃
- 用量：100kg 药物用 25kg 熟蜜
- 注意事项
  - 若蜂蜜过于浓稠，可加适量开水稀释
  - 蜜炙药物需凉后密闭贮存，不宜受日光直接照射
  - 熟蜜的含水量：10%～13%
  - 一般质地疏松、纤维多的药物用蜜量宜大；质地坚实，黏性较强，油分较多的药物用蜜量宜小

黄芪
- 炮制方法：炙黄芪
- 炮制作用：甘温而偏润，长于益气补中

甘草
- 炮制方法：炙甘草
- 炮制作用：甘温，以补脾和胃、益气复脉力胜

麻黄
- 炮制方法
  - 蜜麻黄
  - 麻黄绒
  - 蜜麻黄绒
- 炮制作用
  - 蜜麻黄：性温偏润，辛散发汗作用缓和，以宣肺平喘力胜
  - 麻黄绒：作用缓和，适于老人、幼儿及虚人风寒感冒
  - 蜜麻黄绒：作用更缓和，适于表证已解而咳喘未愈的老人、幼儿及体虚患者

- 枇杷叶
  - 炮制方法：蜜枇杷叶
  - 炮制作用
    - 生品：长于清肺止咳、降逆止呕。多用于肺热咳嗽
    - 蜜枇杷叶：能增强润肺止咳的作用，多用于肺燥咳嗽

- 马兜铃
  - 炮制方法：蜜马兜铃
  - 炮制作用
    - 缓和苦寒之性，增强润肺止咳的功效，用于肺虚有热的咳嗽
    - 可矫味，减少呕吐的副作用

6. 油炙

- 油炙目的
  - 增强疗效—淫羊藿
  - 利于粉碎，便于制剂和服用—豹骨、三七、蛤蚧

- 淫羊藿
  - 炮制方法：炙淫羊藿
  - 炮制作用：增强温肾助阳作用

- 蛤蚧
  - 炮制方法
    - 酒蛤蚧
    - 油酥蛤蚧
  - 炮制作用
    - 油酥蛤蚧：易粉碎，腥气减少。其功效以补肺益精，纳气定喘见长
    - 酒蛤蚧：质脆易碎，矫臭矫味，可增强补肾壮阳作用

- 三七
  - 炮制方法：熟三七
  - 炮制作用：止血化瘀作用较弱，以滋补力胜

三、煅法

- 煅法
  - 作用：利于粉碎和使有效成分易于溶出，减少或消除副作用，从而提高疗效或产生新的药效
  - 适宜药物：矿物类中药，质地坚硬的药物，某些中成药在制备过程需要综合制炭的各类药物
  - 分类：明煅法、煅淬法、扣锅煅法（闷煅）

1. 明煅

目的
- 使药物质地酥脆—花蕊石
- 除去结晶水—白矾、硼砂
- 使药物有效成分易于煎出—钟乳石、花蕊石

白矾
- 炮制方法
  - 枯矾
  - 注意：煅制时应一次性煅透，中途不得停火，不要搅拌
- 炮制作用
  - 酸寒之性降低，涌吐作用减弱
  - 增强了收涩敛疮、止血化腐的作用

牡蛎
- 炮制方法：煅牡蛎
- 炮制作用：增强收敛固涩作用

石决明
- 炮制方法：煅石决明
- 炮制作用
  - 咸寒之性降低，平肝潜阳的功效缓和
  - 增强了固涩收敛、明目作用
  - 便于粉碎，有利于外用涂敷撒布，利于煎出有效成分

石膏
- 炮制方法：煅石膏
- 炮制作用：具收敛、生肌、敛疮、止血的功能

2. 煅淬

煅淬
- 适宜药物：质地坚硬，经过高温仍不能疏松的矿物药
- 临床上因特殊需要而必须煅淬的药物
- 目的
  - 使药物质地酥脆，易于粉碎，利于有效成分煎出—赭石、磁石
  - 改变药物的理化性质，减少副作用，增强疗效—自然铜
  - 清除药物中夹杂的杂质，洁净药物—炉甘石

- 赭石
  - 炮制方法：煅赭石
  - 炮制作用
    - 降低苦寒之性，增强平肝止血作用
    - 煅后使质地酥脆，易于粉碎和煎出有效成分

- 自然铜
  - 炮制方法：煅自然铜
  - 炮制作用：使药物质地疏松易碎，易于在体内吸收

- 炉甘石
  - 炮制方法
    - 煅炉甘石
    - 制炉甘石
      - 黄连汤制
      - 三黄汤制
  - 炮制作用
    - 煅炉甘石：质地纯洁细腻，适宜于眼科及外敷用，消除了由于颗粒较粗而造成的对敏感部位的刺激性
    - 制炉甘石：增强清热明目，敛疮收湿的功效

3. 扣锅煅

- 煅炭
  - 适宜药物：煅制质地疏松、炒炭易灰化或有特殊需要及某些中成药在制备过程中需要综合制炭的药物
  - 目的
    - 改变药物性能，产生或增强止血作用—血余炭
    - 降低毒性—干漆

四、蒸、煮、燀法

1. 蒸

- 目的
  - 改变药物性能，扩大用药范围—何首乌、地黄
  - 增强疗效—肉苁蓉、山茱萸
  - 缓和药性—大黄、女贞子
  - 减少副作用—大黄、黄精
  - 保存药效，利于贮存—黄芩、桑螵蛸
  - 便于软化切制，杀酶保苷—木瓜、天麻

何首乌
- 炮制方法：制何首乌（黑豆汁）
- 炮制作用
  - 味转甘厚而性转温，增强了补肝肾、益精血、乌须发、强筋骨的作用
  - 消除生何首乌滑肠致泻的副作用，使慢性病人长期服用而不造成腹泻

黄芩
- 炮制方法
  - 黄芩（蒸）
  - 酒黄芩
  - 黄芩炭
- 炮制作用
  - 黄芩（蒸或沸水煮）：灭活酶，防止苷类成分分解，以保存药效，又能使药物软化，便于切片
  - 酒黄芩：入血分，并可借黄酒升腾之力，用于上焦肺热及四肢肌表之湿热，可缓和黄芩的苦寒之性
  - 黄芩炭：以清热止血为主

地黄
- 炮制方法
  - 熟地黄
  - 生地炭
  - 熟地炭
- 炮制作用
  - 熟地：功能由清转补，酒制起到行药势、通血脉的作用，具有补血滋阴，益精填髓的功能
  - 生地炭：入血分凉血止血
  - 熟地炭：以补血止血为主

黄精
- 炮制方法
  - 酒黄精
  - 蒸黄精
- 炮制作用
  - 酒黄精：能助其药势，使之滋而不腻，更好的发挥补益作用
  - 蒸黄精：补脾润肺益肾功能增强，并可除去麻味，以免刺激咽喉

- 人参
  - 炮制方法：红参
  - 炮制作用：具有大补元气、复脉固脱、益气摄血的功能

- 天麻
  - 炮制方法：蒸天麻
  - 炮制作用：便于软化切片，杀酶保苷

2. 煮

- 煮
  - 目的
    - 清除或降低药物的毒副作用—川乌、附子
    - 清洁药物—珍珠
  - 操作方法
    - 清水煮
    - 药汁煮或醋煮
    - 豆腐煮

- 藤黄
  - 炮制方法：制藤黄
    - 豆腐制
    - 荷叶制
    - 山羊血制
  - 炮制作用
    - 毒性降低，可供内服
    - 保证药物的净度

- 川乌
  - 炮制方法：制川乌
  - 炮制作用：毒性降低，可供内服

- 附子
  - 炮制方法
    - 盐附子
    - 黑顺片（胆巴）
    - 白附片（胆巴）
    - 炮附片
    - 淡附片（甘草、黑豆）
  - 炮制作用：毒性降低
  - 便于内服
    - 盐附子：防止药物腐烂，利于贮藏
    - 黑顺片、白附片：毒性降低，可直接入药
    - 炮附片：以温肾暖脾为主
    - 淡附片：长于回阳救逆，散寒止痛

吴茱萸
- 炮制方法
  - 制吴茱萸（甘草）
  - 盐吴茱萸
- 炮制作用
  - 制吴茱萸：降低毒性，缓和燥性
  - 盐制吴茱萸：宜用于疝气疼痛

3. 燀法

目的
- 在保存有效成分的前提下，除去非药用部分—苦杏仁
- 分离不同药用部位—白扁豆

苦杏仁
- 炮制方法
  - 燀杏仁
  - 炒杏仁
- 炮制作用
  - 燀杏仁：去皮后，除去非药用部位，便于有效成分煎出，提高药效
  - 炒苦杏仁：长于温散肺寒，并可去小毒

白扁豆
- 炮制方法
  - 扁豆衣
  - 炒扁豆
- 炮制作用
  - 燀制是为了分离不同的药用部位，增加药用品种，偏于祛暑化湿
  - 炒扁豆：偏于健脾止泻

五、其他制法

1. 复制

目的
- 降低或消除药物毒性或刺激性—半夏
- 改变药性—天南星
- 增强疗效—白附子
- 矫臭矫味—紫河车

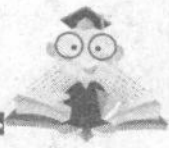

- 半夏
  - 炮制方法
    - 清半夏（白矾）
    - 姜半夏（生姜、白矾与半夏）
    - 法半夏（甘草、生石灰）
  - 炮制作用
    - 半夏经炮制后，能降低毒性，缓和药性，消除副作用
    - 清半夏：长于化痰，以燥湿化痰为主
    - 姜半夏：增强了降逆止呕作用
    - 法半夏：偏于祛寒痰，同时具有调和脾胃的作用

- 天南星
  - 炮制方法
    - 制天南星（白矾、生姜）
    - 胆南星
  - 炮制作用
    - 制南星：毒性降低，燥湿化痰的作用增强
    - 胆南星：毒性降低，其燥烈之性缓和，功能由温化寒痰转为清化热痰。以清化热痰，息风定惊力强

2. 发酵

- 发酵
  - 目的
    - 改变原有性能，产生新治疗作用，扩大用药品种—六神曲、建神曲、淡豆豉
    - 增强疗效—半夏曲
  - 条件
    - 发酵的最佳温度：30～37℃
    - 发酵的相对湿度：70%～80%
    - pH：4～7.6
    - 有充足的氧或二氧化碳条件下进行
  - 经验：“握之成团，指间可见水迹，放下轻击则碎”

- 六神曲
  - 炮制方法
    - 炒神曲
    - 麸炒神曲
    - 焦神曲
  - 炮制作用
    - 炒神曲：健脾悦胃功能增强，发散作用减少
    - 麸炒六神曲：具有甘香气，以醒脾和胃为主
    - 焦六神曲：消食化积力强，以治食积泄泻为主

3. 发芽

- 发芽
  - 目的：产生新的功效，扩大用药品种
  - 注意事项
    - 温度：18～25℃
    - 含水量控制：42%～45%
    - 发芽率：应在85%以上
    - 芽长：0.2～1cm

- 麦芽
  - 炮制方法
    - 炒麦芽
    - 焦麦芽
  - 炮制作用
    - 炒麦芽：具有行气、消食、回乳之功
    - 焦麦芽：增强消食化滞、止泻的作用

4. 制霜

- 制霜
  - 去油制霜
    - 降低毒性，缓和药性—巴豆
    - 降低副作用—柏子仁
  - 渗析制霜：制造新药，扩大用药品种，增强疗效—西瓜霜（100kg用芒硝15kg）
  - 升华制霜：纯净药物—砒霜

5. **煨法**

煨法
- 目的
  - 除去药物中部分挥发性及刺激性成分，从而降低副作用—肉豆蔻
  - 增强疗效—肉豆蔻
  - 缓和药性—诃子、葛根
- 方法
  - 麦麸煨
  - 面裹煨
  - 纸裹煨
  - 滑石粉煨
  - 隔纸煨

肉豆蔻
- 炮制方法
  - 麦麸煨
  - 滑石粉煨
  - 面裹煨
- 炮制作用：除去部分油质，免于滑肠，刺激性减小，增强固肠止泻的功能

木香
- 炮制方法：煨木香
- 炮制作用：除去部分油质，增强实肠止泻作用

6. **提净**

目的
- 使药物纯净，提高疗效
- 缓和药性
- 降低毒性

芒硝
- 炮制方法：芒硝（100kg 用萝卜 20kg）
- 炮制作用
  - 提高纯净度，缓和其咸寒之性
  - 增强芒硝润燥软坚，消导，下气通便之功

7. **水飞**

目的
- 去除杂质，洁净药物
- 药物质地细腻，便于内服和外用，提高其生物利用度
- 防止药物在研磨过程中粉尘飞扬，污染环境
- 除去药物中可溶于水的毒性物质

药材{
水飞朱砂：中毒性汞含量下降，且降低铅和铁等重金属的含量
水飞雄黄：使药粉达到极细和纯净，毒性降低，便于制剂

高频考点速记

1. 炒王不留行的火候应选用：中火。

2. 焦苍术的作用为：固肠止泻。

3. 酒炙大黄，每 100kg 大黄用酒量为：10kg。

4. 盐炙知母的操作方法为：先将知母加热炒去部分水分，并使药物质地变疏松，再喷洒盐水。

5. 蜜炙时，若蜜黏稠不易与药物拌匀可以：加适量开水稀释。

6. 乳香每 100kg 用醋量为：5kg。

7. 麻黄蜜炙后可：增强平喘作用。

8. 利用制霜法降低毒性的中药是：巴豆。

9. 蜜炙枇杷叶每 100kg 用炼蜜量为：20kg。

10. 自然铜炮制的方法应是：煅淬法。

11. 炮制法半夏的辅料应选用：甘草、生石灰。

12. 泻下作用极微，并有凉血化瘀止血作用的饮片是：大黄炭。

13. 善清头目之火，治目赤肿痛、口舌生疮，宜选用的饮片是：酒黄连。

14. 炮制巴豆的常用方法是：制霜法。

15. 为增强固肠止泻作用，宜用面裹煨的药材是：肉豆蔻。

16. 酒蒸后既可以消除刺激性，又能增强补脾润肺益肾作用的饮片是：黄精。

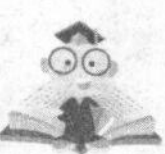

17. 对比记忆

（1）厚朴的炮制宜选用：姜炙法。

（2）朱砂的炮制方法是：水飞法。

18. 对比记忆

（1）当归酒炙能起到：增强活血调经的作用。

（2）当归土炒能起到：补血又不致滑肠的作用。

（3）当归炒炭能起到：止血和血的作用。

19. 对比记忆

（1）巴豆采用：制霜法。

（2）木香采用：煨法。

20. 对比记忆

（1）牛蒡子的炮制宜采用：炒黄法。

（2）蒲黄的炮制宜采用：炒炭法。

21. 对比记忆

（1）地黄炮制后可：改变药性。

（2）斑蝥炮制后可：降低毒性。

22. 对比记忆

（1）骨碎补的炮制方法是：砂炒。

（2）牡蛎的炮制方法是：明煅法。

（3）苦杏仁的炮制方法是：燀制。

（4）阿胶的炮制方法是：蛤粉炒。

23. 对比记忆

（1）酒炙的药物是：当归。

（2）油炙的药物是：淫羊藿。

（3）盐炙的药物是：车前子。

24. 对比记忆

（1）川芎、黄连炮制的适宜方法是：酒炙。

（2）何首乌、黄精炮制的适宜方法是：蒸。

（3）大黄、当归炮制的适宜方法是：酒炙。

（4）杜仲、知母炮制的适宜方法是：盐炙。

25. 对比记忆

（1）清上焦实热宜选用：酒大黄。

（2）泻下作用峻烈的是：大黄。

（3）泻下作用极微并有止血作用的是：大黄炭。

（4）年老体弱者便秘者宜选用：清宁片。

26. 对比记忆

（1）酒当归的炮制作用是：增强活血调经作用。

（2）土炒当归的炮制作用是：既增强补血作用，又缓和润滑作用。

27. 对比记忆

（1）蜜炙法炮制中药的目的是：缓和药性，增强润肺止咳作用。

（2）盐炙法炮制中药的目的是：引药下行，增强滋阴降火作用。

（3）酒炙法炮制中药的目的是：引药上行，增强活血通络作用。

28. 常用的加热炮制方法有：①炒法；②煅法；③炙法；④蒸法。

29. 附子的炮制加工品有：①白附子；②黑顺片；③淡附片；④炮附片。

30. 用麸炒法炮制的药物是：①白术；②山药；③苍术；④六神曲。

31. 使用明煅法炮制的药物是：①石决明；②牡蛎；③硼砂；④明矾。

32. 用煨法炮制的药物是：①肉豆蔻；②木香；③诃

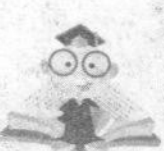

子；④葛根。

33. 水飞法的炮制目的包括：①去除杂质，洁净药物；②使药物质地细腻；③除去药物中可溶于水的毒性物质；④防止粉尘飞扬，污染环境。

34. 宜用醋炙法炮制的中药有：①甘遂；②乳香；③柴胡；④五灵脂。

35. 煅淬法炮制常用的淬液有：①酒；②醋；③药汁。

第五章　中药质量标准和鉴定

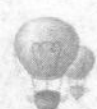

必备考点提示

1. 重点掌握性状鉴定中的断面、水试和火试的内容。
2. 重点掌握细胞内含物鉴定和细胞壁性质检查的内容。
3. 重点掌握理化鉴定中膨胀度测定的内容。
4. 掌握中药安全性检测的内容。

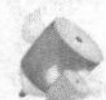

必备考点精编

一、国家药品标准

1. 药品标准包括《中国药典》和《部颁标准》

2. 精确度

（1）“精密称定”系指称取重量应准确至所取重量的千分之一。

（2）“称定”系指称取重量应准确至所取重量的百分之一。

二、中药的真实性鉴定

1. 基原鉴定

鉴定步骤：
- 观察植物形态
- 核对文献
- 核对标本

2. 性状鉴定（药材）

（1）形状：
- 党参—“狮子头”
- 防风—“蚯蚓头”
- 海马—“马头蛇尾瓦楞身”

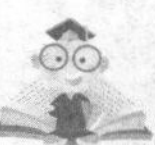

（2）断面
- “菊花心”—黄芪、甘草、白芍
- “车轮纹”—防己、青风藤
- “朱砂点”—茅苍术
- “星点”（髓部异型维管束）—大黄
- “筋脉点”（同心环点状异型维管束）—牛膝与川牛膝
- “罗盘纹”（同心环型异型维管束）—商陆
- “云锦状花纹”（皮部异型维管束）—何首乌
- “金井玉栏”—黄芪、板蓝根、桔梗

（3）水试
- 西红花—加水浸泡后，水液染成黄色，药材不变色
- 秦皮—水浸，浸出液在日光下显碧蓝色荧光
- 苏木—投热水中，水显鲜艳的桃红色
- 葶苈子、车前子—加水浸泡，则种子变黏滑，且体积膨胀
- 熊胆粉—投入清水杯中，即在水面旋转并呈黄色线状下沉而短时间内不扩散
- 哈蟆油—用温水浸泡，膨胀度不低于55

（4）火试
- 降香—微有香气，点燃则香气浓烈，有油状物流出，灰烬白色
- 海金沙—火烧有爆鸣声且有闪光
- 青黛—火烧产生紫红色烟雾

3. 显微鉴定

显微鉴定
- 组织鉴定：适于完整的药材或粉末特征相似的同属药材的鉴别
- 粉末鉴定：适于破碎、粉末状药材或中成药的鉴别

（1）显微制片方法

方法：
- 横切或纵切片
- 解离组织片
- 表面制片
- 粉末制片
- 花粉粒与孢子制片
- 磨片制
- 含饮片粉末的中成药显微制片

（2）细胞内含物鉴定和细胞壁性质检查

①细胞内含物鉴定

细胞内含物	鉴　　定
淀粉粒	加碘试液，显蓝色或紫色
	用醋酸甘油试液装片，置偏光显微镜观察，未糊化淀粉粒有偏光现象；已糊化的无偏光现象
糊粉粒	加碘试液，显棕色或黄棕色
	加硝酸汞试液显砖红色
脂肪油、挥发油或树脂	苏丹Ⅲ试液呈橘红色、红色或紫红色
	90%乙醇，脂肪油不溶解，挥发油则溶解
菊糖	10%α-萘酚乙醇溶液，再加硫酸，呈紫红色并很快溶解
黏液	加钌红试液，显红色
草酸钙结晶	加稀醋酸不溶解，加稀盐酸溶解而无气泡产生
	加硫酸溶液（1→2），逐渐溶解，片刻后析出针状硫酸钙结晶
碳酸钙结晶（钟乳体）	加稀盐酸溶解，同时有气泡产生
硅质	加硫酸不溶解

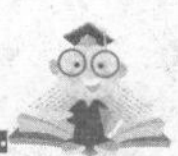

②细胞壁性质检查

细胞壁性质	检　　查
木质化细胞壁	加间苯三酚试液1~2滴，稍放置，加盐酸1滴，因木化程度不同，显红色或紫红色
木栓化或角质化细胞壁	加苏丹Ⅲ试液，稍放置或微热，呈橘红色至红色
纤维素细胞壁	加氯化锌碘试液，或先加碘试液润湿后，稍放置，再加硫酸溶液（33→50）显蓝色或紫色
硅质化细胞壁	加硫酸无变化

（3）显微测量

（4）偏光镜的应用

4. 理化鉴定

膨胀度测定
- 适于含黏液质、胶质和半纤维素类的天然药品
- 车前子膨胀度不低于4.0
- 哈蟆油膨胀度不低于55
- 葶苈子膨胀度
  - 南葶苈子不低于3
  - 北葶苈子不低于12

三、中药的安全性检测

安全性鉴定	物质成分	药　　材
内源性	—	
外源性	重金属及有害元素	甘草、黄芪、西洋参、丹参、白芍、金银花、枸杞子、山楂、阿胶、银杏叶、黄芩、连翘、牡蛎、石膏、芒硝、地龙

续表

安全性鉴定	物质成分	药　材
外源性	农药残留量	人参、西洋参、甘草、黄芪
	黄曲霉毒素	大枣、酸枣仁、薏苡仁、桃仁、柏子仁、使君子、莲子、决明子、肉豆蔻、麦芽、陈皮、胖大海、槟榔、蜈蚣、僵蚕、水蛭、地龙、全蝎
	二氧化硫残留量	天冬、天花粉、天麻、白及、白术、白芍、牛膝、党参、粉葛、毛山药、光山药

四、中药的质量评价

质量评价	项　目	
纯度检查	杂质测定	—
	水分测定	费休氏法 烘干法：三七、广枣 减压干燥法：厚朴花、蜂胶 甲苯法：肉桂、肉豆蔻、砂仁 气相色谱法：辛夷
	灰分测定	—
	色度检查	—
	酸败度测定	郁李仁、苦杏仁
与有效性有关的定量分析	穿心莲	药材叶不得少于30%
	薄荷	
	广藿香	药材叶不得少于20%

高频考点速记

1. 植物类药材显微鉴定时，加稀醋酸不溶解，加稀盐

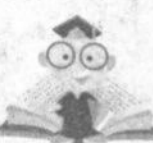

酸溶解而无气泡发生的后含物是：草酸钙结晶。

2. 植物类药材显微鉴别时，加 10% a-萘酚乙醇溶液，再加硫酸，显紫红色并溶解的后含物是：菊糖。

3. 可通过测定膨胀度进行鉴别的药材是：葶苈子。

4.《中国药典》一部规定，叶不得少于 20% 的药材是：广藿香。

5.《中国药典》一部规定，含叶量不得少于 30% 的药材是：穿心莲。

6.《中国药典》一部规定，应测定相对密度的药材是：蜂蜜。

7. 对比记忆

（1）置火中燃烧时发出爆鸣声且有闪光的药材是：海金沙。

（2）用微火灼烧时发生紫红色烟雾的药材是：青黛。

（3）具挥发性，点燃产生浓烟，并有带光的火焰的药材是：冰片。

8.《中国药典》一部规定，应检查内源性毒性成分的药材和饮片有：①制川乌；②附子；③制草乌。

9.《中国药典》一部规定的水分测定法有：①烘干法；②甲苯法；③减压干燥法；④气相色谱法；⑤费休氏法。

10.《中国药典》一部规定，应检查重金属及有害元素的药材有：①山楂；②枸杞子。

11.《中国药典》规定，应检查二氧化硫残留量的药材有：①山药；②天冬；③牛膝；④天麻；⑤天花粉。

第六章　中药制剂与剂型

第一节　中药制剂的剂型分类与选择

必备考点提示

1. 掌握中药制剂的原料分类。
2. 掌握中药制剂的剂型分类。
3. 掌握剂型选择的基本原则。

必备考点精编

1. 中药制剂的原料包括中药材、中药饮片、中药提取物（总提取物、有效部位、有效成分）

2. 中药制剂的剂型分类

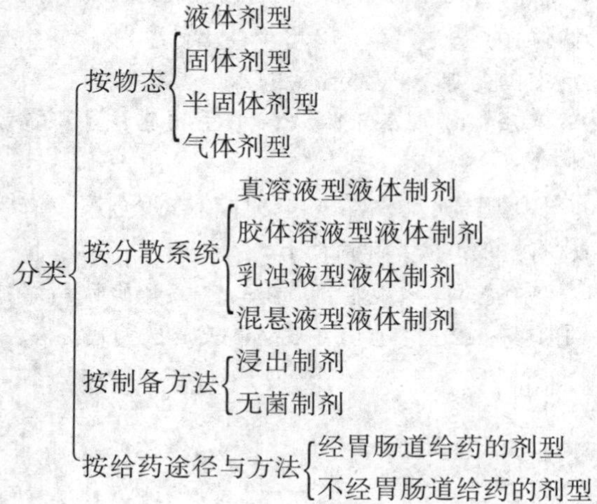

3. 剂型选择的基本原则

基本原则
- 药物性质（重要依据）
- 临床治疗的需要
- 生产和“五方便”的要求

起效时间快慢为：静脉注射>吸入给药>肌内注射>皮下注射>直肠或舌下给药>口服液体制剂>口服固体制剂>皮肤给药。

第二节　中药制剂卫生与稳定性

必备考点提示

1. 掌握中药制剂可能被微生物污染的途径。
2. 掌握影响中药制剂稳定性的因素。
3. 掌握提高中药制剂稳定性的方法。

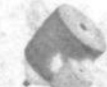

必备考点精编

1. 中药制剂可能被微生物污染的途径

途径有：原药材、药用辅料、制药设备与器械、制药环境、操作人员、包装材料。

2. 影响中药制剂稳定性的因素

（1）药物类型
- 水解
  - 酯类药物
  - 酰胺类药物
  - 苷类药物
- 氧化
  - 具有酚羟基或潜在酚羟基的有效成分
  - 含有不饱和碳链的油脂、挥发油

（2）影响因素
- 处方因素
  - pH
  - 溶剂、基质及其他辅料
- 贮藏条件
  - 温度
  - 光线
  - 氧气和金属离子
  - 湿度和水分
  - 包装材料
- 制剂工艺

（3）制剂的包装与贮藏要求
- 遮光：用不透光的容器包装
- 避光：避免日光直射
- 阴凉处：贮藏温度不超过20℃
- 凉暗处：在避光条件下贮藏且温度不超过20℃
- 冷处：贮藏温度为2℃～10℃
- 常温：贮藏温度为10℃～30℃

3. 提高中药制剂稳定性的方法

方法
- 延缓药物水解的方法
  - 调节pH
  - 降低温度
  - 改变溶剂
  - 制成干燥固体
- 防止药物氧化的方法
  - 降低温度
  - 避光
  - 驱逐氧气
  - 添加抗氧剂
  - 控制微量金属离子
  - 调节pH

高频考点速记

1. 影响中药制剂稳定性因素有：①溶剂；②辅料；③制剂工艺；④贮藏条件。

2. 药剂可能被微生物污染的途径包括：①操作人员和

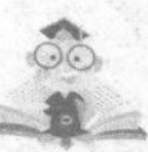

包装材料；②药剂制备环境；③制药设备；④药剂原料；⑤药剂辅料。

第三节　散　剂

必备考点提示

1. 掌握散剂的特点及分类。
2. 散剂生产与贮藏的有关规定。
3. 散剂的质量检查项目与要求。

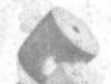

必备考点精编

1. 散剂的特点

- 特点
  - 优点
    - 比表面积较大，易分散有利吸收、起效迅速
    - 制备简便
    - 外用对疮面有一定的机械性保护作用
    - 口腔科、耳鼻喉科、伤科和外科多有应用
    - 适于小儿给药
  - 缺点：易吸湿或易氧化变质的药物、刺激性大的药物、含挥发性成分多且剂量大的药物不宜制成散剂

2. 散剂的分类

- 分类
  - 按医疗用途
    - 内服散剂
    - 局部用散剂
  - 按药物组成
    - 单味药散剂
    - 复方散剂
  - 按药物性质分类
    - 普通散剂
    - 特殊散剂
  - 按剂量
    - 分剂量散剂
    - 非剂量散剂

3. 散剂生产与贮藏的有关规定

规定：
- 供制散剂的原料药均应粉碎，内服散剂应为细粉；儿科用及局部用散剂应为最细粉
- 散剂应干燥、疏松、混合均匀、色泽一致
- 多剂量包装的散剂应附分剂量的用具；含有毒性药的内服散剂应单剂量包装
- 散剂中可含或不含辅料。口服散剂需要时亦可加矫味剂、芳香剂、着色剂等
- 除另有规定外，散剂应密闭贮存，含挥发性药物或易吸潮的散剂应密封贮存
- 为防止胃酸对生物制品散剂中活性成分的破坏，散剂稀释剂中可调配中和胃酸的成分
- 散剂用于烧伤治疗如为非无菌制剂的，应在标签上标明“非无菌制剂”；产品说明书中应注明“本品为非无菌制剂”，同时在适应证下应明确“用于程度较轻的烧伤”；注意事项下规定“应遵医嘱使用”

4. 散剂的质量检查项目与要求

项目及要求：
- 粒度：化学药局部用散剂和用于烧伤或严重创伤的中药局部用散剂及儿科用散剂，通过七号筛（中药通过六号筛）的粉末重量不得少于95%
- 外观均匀度：色泽均匀，无花纹与色斑
- 水分：不得过9.0%

高频考点速记

1. 可制成散剂的是：含低共熔的药物。

2. 对比记忆

（1）除另有规定外，内服散剂的粉末细度为：细粉。

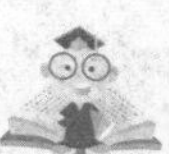

（2）除另有规定外，儿科用散剂的粉末细度为：最细粉。

（3）除另有规定外，外用散剂的粉末细度为：最细粉。

第四节　浸出制剂

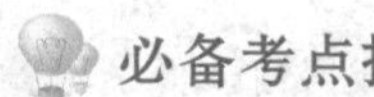

必备考点提示

1. 掌握浸出制剂的特点及分类。
2. 掌握汤剂的特点及影响因素。
3. 掌握合剂、糖浆剂、煎膏剂（膏滋）、酒剂、酊剂、流浸膏剂与浸膏剂的特点及质量要求。
4. 掌握茶剂的分类、特点与质量要求。

必备考点精编

1. 浸出制剂的特点及分类

- 浸出制剂
  - 特点
    - 优点
      - 符合中医药理论，体现方药复方成分的综合疗效
      - 汤剂可适应中医辨证施治的需要
      - 药效缓和、持久、副作用小
      - 服用剂量较小、使用方便
      - 部分浸出制剂可用作其他制剂的原料
    - 缺点：某些浸出制剂稳定性较差
  - 分类
    - 水浸出制剂—汤剂、合剂
    - 醇浸出制剂—药酒、酊剂、流浸膏剂
    - 含糖浸出制剂—煎膏剂、糖浆剂
    - 无菌浸出制剂—中药注射剂、滴眼剂
    - 其他浸出制剂

2. 汤剂

- 汤剂
  - 特点
    - 组方灵活，适应中医临床辨证施治，随症加减用药的需要，能充分发挥复方综合疗效
    - 以水为溶剂，制法简便，吸收、奏效较为迅速
    - 味苦量大，服用不便
    - 不宜久置，必须临时制备，多有不便
    - 挥发性及难溶性成分提取率或保留率低，可能影响疗效
  - 质量影响因素
    - 饮片质量
    - 煎药器具
    - 煎药溶剂
    - 煎煮火候
    - 煎煮时间

3. 合剂

- 合剂
  - 特点
    - 克服了汤剂临用时制备的麻烦，浓度较高，剂量较小，质量相对稳定
    - 便于服用、携带和贮藏，适合工业化生产
    - 但合剂的组方固定，不能随证加减
  - 要求：若加蔗糖，含糖量一般不高于 20%（g/ml）

4. 糖浆剂

- 糖浆剂
  - 特点：含糖量高，有些含有芳香剂（香料），可以掩盖某些药物的不良嗅味，改善口感，易于服用，深受患者特别是儿童的欢迎
  - 要求：含蔗糖量应不低于 45%（g/ml）

5. 煎膏剂（膏滋）

煎膏剂
- 特点：多以滋补为主，兼有缓和的治疗作用体积小、稳定性好、较易保存、口感好、服用方便
- 要求
  - 质地细腻，稠度适宜，无焦臭、异味，无糖的结晶析出
  - 加入炼蜜或糖（或转化糖）的量，一般不超过清膏量的 3 倍
  - 煎膏剂应密封，置阴凉处贮存

6. 酒剂

（1）特点
- 利于有效成分浸出，且具有易于分散、助长药效之特性
- 组方灵活，制备简便，剂量较小，服用方便，且不易霉变，易于保存
- 儿童、孕妇、心脏病及高血压患者不宜服用

（2）要求
- 饮片应适当粉碎
- 可加入适量的糖或蜂蜜调味
- 须静置澄清，滤过后分装于洁净的容器中
- 应检查乙醇含量和甲醇含量
- 酒剂应密封，置阴凉处贮存

7. 酊剂

酊剂
- 特点
  - 应检查乙醇量
  - 含药量较高，服用剂量小，易于保存
- 要求
  - 含有毒性药的酊剂，每 100ml 应相当于原饮片 10g
  - 酊剂，每 100ml 相当于原饮片 20g
  - 应检查乙醇量
  - 应澄清，久置允许有少量摇之易散的沉淀
  - 应遮光，密封，置阴凉处贮存

8. 流浸膏剂与浸膏剂

流浸膏剂与浸膏剂
- 流浸膏剂：每 1ml 相当于饮片 1g
- 浸膏剂
  - 每 1g 相当于饮片或天然药物 2~5g
  - 分类
    - 稠膏
    - 干膏
- 对热敏性药物不适用
- 应置遮光容器内密封，流浸膏剂应置阴凉处贮存

9. 茶剂

茶剂
- 特点
  - 体积小，用量少，便于携带，服用方便
  - 能较多地保留挥发性成分，易于生产
  - 味厚、质坚及滋补性等饮片一般不宜制成袋泡茶
- 要求
  - 一般控制在 80℃以下干燥，含挥发性成分较多的应在 60℃以下干燥，不宜加热干燥的应选用适宜方法干燥
  - 茶剂应密闭贮存；含挥发性及易吸潮原料药物的茶剂应密封贮存
  - 不含糖块状茶剂以及袋装茶剂与煎煮茶剂水分不得过 12%，含糖块状茶剂水分不得过 3.0%

高频考点速记

糖尿病患者不宜选用的药物剂型是：煎膏剂。

第五节　液体制剂

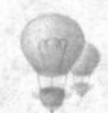

必备考点提示

1. 掌握液体制剂的特点与分类。
2. 表面活性剂的毒性及在制剂中的应用。

3. 掌握真溶液型液体制剂特点及分类。
4. 胶体溶液型液体制剂的分类。
5. 乳浊液型液体制剂特点、分类及稳定性。
6. 混悬液型液体制剂的附加剂及稳定性。
7. 液体制剂的质量要求。

必备考点精编

1. 液体制剂的特点与分类

- 液体制剂
  - 特点
    - 分散度大、吸收快、作用较迅速
    - 便于分剂量和服用，尤其适于儿童及老年患者
    - 液体制剂稳定性较差，贮藏、运输不方便
  - 分类：溶液剂、胶体溶液、乳浊液、混悬液型

2. 表面活性剂

亲水亲油平衡值（HLB）

- 表面活性剂
  - 离子型表面活性剂
    - 阴离子型表面活性剂（脂肪醇硫酸（酯）钠类、肥皂类
    - 阳离子型表面活性剂（洁尔灭、新洁尔灭）
    - 两性离子型表面活性剂（卵磷脂）
  - 非离子型表面活性剂（聚山梨酯类、单甘油酯）

（1）表面活性剂的毒性

- 毒性
  - 毒性：阳离子型>阴离子型>非离子型
  - 溶血作用：阳离子型、阴离子型>非离子型
  - 剂型：静脉给药>口服给药>外用制剂

（2）表面活性剂在中药制剂中的应用

应用
- 增加难溶性药物的溶解度，改善制剂的澄明度，提高制剂的稳定性
- 用作乳剂或乳膏剂的乳化剂
- 提高饮片表面的润湿性而促进浸提、提高片剂的表面润湿性而加快崩解、提高混悬微粒的表面润湿性而促进分散
- 用作起泡与消泡剂

3. **真溶液型液体制剂**

真溶液型液体制剂
- 特点
  - 药物吸收及所呈现的疗效比同一药物的混悬液或乳浊液好
  - 药物必须具有足够的溶解度才能满足治疗要求
  - 必要时可采用适宜的方法增加药物溶解度
- 分类：溶液剂、芳香水剂、甘油剂、醑剂

4. **胶体溶液型液体制剂**

分类
- 高分子溶液剂—热力学稳定体系
- 溶胶剂
  - 热力学不稳定体系
  - 动力学稳定性

5. **乳浊液型液体制剂**

乳浊液型液体制剂
- 特点
  - 药物吸收和药效的发挥快，有利于提高生物利用度
  - 油性药物制成乳剂能保证剂量准确，而且使用方便
  - 水包油型乳剂可掩盖药物的不良臭味
  - 外用乳剂能改善对皮肤、黏膜的渗透性，减少刺激性
- 分类
  - 乳剂由水相（W）、油相（O）和乳化剂组成
  - 普通乳、亚微乳、纳米乳

- 乳剂的稳定性
  - 不稳定现象
    - 分层
    - 絮凝
    - 转相
    - 破裂—不可逆
    - 酸败
  - 影响因素稳定措施
    - 乳化剂的性质
    - 乳化剂的用量：控制在0.5%~10%
    - 分散相的浓度：50%左右
    - 分散介质的黏度：适当增加可提高稳定性
    - 乳化及贮藏时的温度：50℃~70℃
    - 制备方法及乳化器械
    - 其他：微生物的污染可加适量防腐剂

6. 混悬液型液体制剂

- 适宜药物
  - 需制成液体制剂供临床应用的难溶性药物
  - 为了发挥长效作用或为了提高在水溶液中稳定性的药物
  - 但剧毒药或剂量小的药物不应制成混悬液
- 常用附加剂
  - 润湿剂：吐温类、司盘类表面活性剂
  - 助悬剂
    - 低分子：甘油、糖浆剂
    - 高分子
      - 天然高分子：阿拉伯胶、西黄蓍胶、琼脂、果胶
      - 合成高分子：甲基纤维素、羧甲纤维素钠、聚维酮
    - 硅酸类：胶体二氧化硅、硅酸铝、硅皂土
  - 絮凝剂与反絮凝剂：枸橼酸盐、酒石酸盐、磷酸盐

影响因素稳定措施：
- 微粒间的排斥力与吸引力：以微粒间吸引力略大于排斥力且吸引力不太大时混悬液的稳定性最好
- 混悬粒子的沉降：
  - 减小微粒粒径
  - 增加分散介质的黏度
  - 减小固体微粒与分散介质间的密度差
- 微粒增长与晶型的转变：应在减少微粒粒径的同时，尽可能缩小微粒间的粒径差
- 温度的影响：贮藏于阴凉处

7. 液体制剂的质量要求

（1）液体制剂生产与贮藏的有关规定

规定：
- 口服溶液剂的溶剂，口服混悬剂的分散介质常用纯化水
- 应稳定、无刺激性、不得有发霉、酸败、变色、异物、产生气体或其他变质现象
- 口服滴剂包装内一般应附有滴管和吸球或其他量具

规定：
- 应避光、密封贮存
- 口服乳剂的外观应呈均匀的乳白色
- 口服混悬剂的混悬物应分散均匀，放置后有沉淀物，经振摇后易再分散
- 口服混悬剂在标签上应注明“用前摇匀”
- 以滴计量的滴剂在标签上要标明每毫升或每克液体制剂相当的滴数

（2）液体制剂质量检查与要求

检查与要求：
- 装量差异：凡规定检查含量均匀度者，一般不再进行装量差异和装置检查
- 装量
- 干燥失重：干混悬剂减失重量不得过2.0%
- 沉降体积比
- 微生物限度检查

高频考点速记

1. 属于非离子型表面活性剂的是：吐温。

2. 属于两性离子型表面活性剂的是：卵磷脂。

3. 属于阳离子型表面活性剂的是：洁尔灭。

4. 乳剂的哪种现象不是可逆的：破裂。

5. 除另有规定外，口服制剂标签上应注明“用前摇匀”的是：混悬剂。

6. 按分散体系分类，液体制剂主要类型有：①真溶液；②胶体溶液；③混悬液；④乳状液。

第六节　注射剂

必备考点提示

1. 掌握注射剂的特点与分类。

2. 掌握热原的来原及制热特点、基本性质、污染热原途径及去除方法。

3. 掌握注射用水的种类、应用及质量要求。

4. 重点掌握注射剂的附加剂种类及应用。

5. 掌握输液剂、乳状液型注射剂与中药注射用无菌粉末的特点及分类。

6. 掌握注射剂质量检测项目与要求。

 必备考点精编

1. 注射剂的特点与分类

- 注射剂
  - 特点
    - 优点
      - 药效迅速，作用可靠
      - 适用于不宜口服的药物，或不能口服给药的病人，可以产生局部定位或延长药效的作用
      - 有些注射液可用于疾病诊断
    - 缺点
      - 使用不便，注射疼痛
      - 质量要求高，制备过程复杂，需要特定的条件与设备，成本较高
      - 一旦注入机体，其生理作用难以逆转，若使用不当极易发生危险
  - 分类
    - 注射液
    - 注射用无菌粉末
    - 注射用浓溶液

2. 热原

（1）来源：细菌、霉菌、病毒

（2）致热特点
- 致热能力最强—革兰阴性杆菌所产生的热原
- 最主要致热物质—内毒素
- 内毒素的主要成分—脂多糖，具有特别强的致热活性
- 耐热性：180℃加热3~4小时，250℃加热30~45分钟或650℃加热1分钟可使热原彻底破坏

（3）基本性质
- 水溶性
- 不挥发性
- 滤过性
- 被吸附性
- 其他性质：被强酸、强碱、强氧化剂破坏

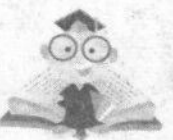

（4）污染途径
- 溶剂—主要途径
- 原辅料
- 容器、用具、管道与设备
- 制备过程
- 临床应用过程

（5）去除方法
- 高温法
- 酸碱法
- 吸附法
- 离子交换法
- 凝胶滤过法
- 超滤法
- 反渗透法

3. 注射剂的溶剂

溶剂
- 水性溶剂：注射用水、0.9%氯化钠溶液
- 非水性溶剂：
  - 植物油
  - 乙醇、丙二醇

（1）制药用水种类及应用
- 饮用水
  - 药材净制时的漂洗
  - 制药用具的粗洗用水
  - 饮片的提取溶剂
- 纯化水
  - 配制普通药物制剂用的溶剂或试验用水
  - 中药注射剂、滴眼剂等灭菌制剂所用饮片的提取溶剂
  - 口服、外用制剂配制用溶剂或稀释剂
  - 非灭菌制剂用器具的精洗用水
  - 非灭菌制剂所用饮片的提取溶剂
  - 不得用于注射剂的配制与稀释
- 注射用水：配制注射剂、滴眼剂等的溶剂或稀释剂及容器的精洗
- 灭菌注射用水：注射用灭菌粉末的溶剂或注射剂的稀释剂

（2）质量要求：
- pH 应为 5.0~7.0
- 每 1ml 中含细菌内毒素量应小于 0.25EU
- 需氧菌总数每 100ml 不得过 10cfu

4. 注射剂的附加剂

	附加剂及应用		举　　例
增溶剂、乳化剂、助悬剂	增溶剂	静脉用注射液慎用 椎管内注射用注射液不添加	聚山梨酯 80、蛋黄卵磷脂、大豆磷脂
	乳化剂		
	助悬剂		甘油
防止药物氧化	抗氧剂		亚硫酸钠、亚硫酸氢钠、焦亚硫酸钠
	惰性气体		二氧化碳和氮气
	金属离子络合剂		乙二胺四乙酸、依地酸二钠（乙二胺四乙酸二钠）
调节渗透压	调节方法：冰点降低数据法、氯化钠等渗当量法		氯化钠、葡萄糖
调整 pH	pH4.0~9.0		盐酸、枸橼酸、氢氧化钠、碳酸氢钠
抑制微生物增殖	抑菌剂		苯酚、甲酚、三氯叔丁醇
减轻疼痛	止痛剂		三氯叔丁醇、盐酸普鲁卡因、盐酸利多卡因

5. 输液剂、乳状液型注射液与中药注射用无菌粉末

输液剂
- 特点
  - 起效迅速；质量要求高
  - 纠正体内水和电解质的紊乱，调节体液的酸碱平衡，补充必要的营养、热能和水分
  - 维持血容量
  - 输液剂也常作为抗生素、强心药、升压药等注射药物的载体
  - 临床上多用于救治危重和急症病人
- 分类：电解质输液、营养输液、胶体输液、含药输液剂

乳状液型
- 可将抗癌药物制成静脉注射用乳剂以增强药物与癌细胞亲和力，提高抗癌疗效
- 乳状液型注射剂应稳定，不得有相分离现象，不得用于椎管注射

中药注射用无菌粉末
- 特点
  - 制剂稳定性大大提高，便于携带
  - 适用于对热敏感或在水中不稳定的药物，特别是对湿热敏感的抗生素及生物制品
- 分类
  - 注射用无菌冷干粉末
  - 注射用无菌喷干粉末

6. 注射剂质量检查项目与要求

检查项目
- 装量
- 装量差异
- 渗透压摩尔浓度
- 可见异物
- 中药注射剂有关物质
- 重金属及其有害元素残留量
- 无菌
- 细菌内毒素或热原

高频考点速记

1. 对比记忆

（1）亚硫酸氢钠常用作偏酸性中药注射液的：抗氧剂。

（2）氯化钠常用作中药注射液的：渗透压调节剂。

（3）乙二胺四乙酸钠用作中药注射液的：抗氧化剂。

2. 对比记忆

（1）注射用无菌粉末的溶剂是：灭菌注射用水。

（2）中药注射剂制备时，药材的提取溶剂是：纯化水。

（3）口服液配制时，使用的溶剂是：纯化水。

（4）滴眼剂配制时，使用的溶剂是：注射用水。

3. 对比记忆

（1）苯酚在注射剂中用作：抑菌剂。

（2）氯化钠在注射剂中用作：渗透压调节剂。

（3）抗坏血酸在注射剂中用作：抗氧剂。

4. 关于热原去除方法的说法正确的有：①活性炭可吸附去除药液中的热原；②玻璃器皿可采用重铬酸钾硫酸清洁液处理破坏热原；③超滤膜可截留去除药液中相对分子质量大的热原。

5. 关于热原的叙述，正确的有：①热原是一种能引起动物体温升高的致热物质；②细菌中以革兰阴性杆菌所产生的热原致热能力最强；③病毒也能产生热原；④热原是微生物的尸体及代谢物。

6. 关于注射剂有关规定的说法，正确的有：①混悬型注射剂不得用于静脉注射；②中药注射剂应以半成品投料配制成品；③标示量不大于 50ml 的注射剂，灌装时应适当增加装量；④多剂量包装注射剂，每一容器包装不得超过 10 次注射量。

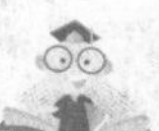

7. 某药厂生产的清开灵注射液，其药物组成包括胆酸、珍珠母（粉）、猪去氧胆酸、栀子、水牛角（粉）、板蓝根、黄芩苷、金银花，附加剂为依地酸二钠、硫代硫酸钠、甘油。具有清热解毒、化瘀通络、醒神开窍作用。

（1）附加剂硫代硫酸钠是用作：抗氧剂。

（2）根据中药注射液生产要求，处方中原料药应固定产地，板蓝根的主产地是：河北。

（3）处方中胆酸的化学结构类型属于：甾体。

第七节　眼用制剂

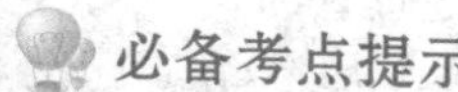

必备考点提示

1. 掌握眼用制剂的特点及分类。
2. 掌握附加剂的种类及品种。
3. 掌握眼用制剂的质量要求。
4. 掌握眼用制剂中药物吸收途径及影响吸收的因素。

必备考点精编

1. 眼用制剂的特点与分类

眼用制剂
- 特点：可供滴入、冲洗、涂布、插入、注射或置于眼局部，起到治疗、保护和清洁作用
- 分类
  - 眼用液体（滴眼剂、洗眼剂、眼内注射溶液）
  - 眼用半固体制剂（眼膏剂、眼用乳膏剂、眼用凝胶剂）
  - 眼用固体制剂（眼膜剂、眼丸剂、眼内插入剂）

2. 眼用制剂的附加剂

附加剂	举　例
渗透压调节剂	氯化钠、硼酸、葡萄糖、硼砂
pH 调节剂	磷酸盐缓冲液、硼酸盐缓冲液
抑菌剂	三氯叔丁醇、硝酸苯汞、苯乙醇、羟苯乙酯
黏度调节剂	甲基纤维素、聚乙烯醇、聚维酮
其他附加剂	增溶剂、助溶剂、抗氧剂

3. 眼用制剂的质量要求

（1）眼用制剂生产与贮藏的有关规定

规定：
- 滴眼剂每个容器的装量应不超过 10ml
- 洗眼剂每个容器的装量应不超过 200ml
- 眼用半固体制剂每个容器的装量应不超过 5g
- 眼用制剂应避光密封贮存，在启用后最多可使用 4 周
- 多剂量眼用制剂一般应加适当抑菌剂
- 眼内注射溶液、眼内插入剂、供外科手术用和急救用的眼用制剂，均不得添加抑菌剂或抗氧剂或不适当的附加剂。且应采用一次性使用包装
- 眼用半固体制剂基质应过滤灭菌，不溶性药物应预先制成极细粉

（2）眼用制剂中药物吸收的途径及影响吸收的因素

眼用制剂：
- 药物吸收途径
  - 角膜—眼局部用药的有效吸收途径
  - 结膜—进入体循环的主要途径
- 影响吸收因素
  - 药物从眼睑缝隙的损失
  - 药物的外周血管消除
  - 眼用制剂的 pH 及药物的 pK_a
  - 刺激性
  - 表面张力
  - 黏度

高频考点速记

1. 眼用制剂中，需要检查金属性异物的剂型是：眼膏剂。

2. 关于眼用制剂中药物吸收途径及其影响因素的说法，正确的有：①适当增加滴眼剂的黏度有利于药物吸收；②经眼角膜吸收的药物主要起局部治疗作用；③结合膜吸收是药物进入体循环的主要途径；④眼用制剂的刺激性，可能影响药物的吸收与利用；⑤从眼睑缝溢出的药液可能会流入鼻腔或口腔产生全身作用。

第八节　外用膏剂

必备考点提示

1. 掌握外用膏剂的特点与分类。

2. 药物透皮吸收的途径及其影响因素。

3. 掌握软膏剂的特点、基质的质量要求与类型及油脂性基质、乳剂型基质、水溶性基质的特点、代表品种及应用。

4. 掌握膏药的种类，黑膏药基质的组成。

5. 掌握贴膏剂、贴剂的特点与组成。

必备考点精编

1. 外用膏剂的特点与分类

- 外用膏剂
  - 特点
    - 具有保护、润滑、局部治疗作用，也可透过皮肤或黏膜起全身治疗作用
    - 透过皮肤进入体循环，能避免肝脏的首过效应，避免药物在胃肠道的破坏，降低药物的副作用
  - 分类
    - 软膏剂
    - 贴膏剂与贴剂
    - 膏药

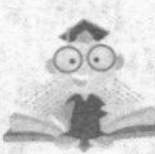

2. 药物透皮吸收的途径及其影响因素

- 药物透皮吸收
  - 三个阶段：释放、穿透、吸收
  - 途径
    - 完整的表皮（角质层细胞及其细胞间隙）—主要途径
    - 毛囊、皮脂腺和汗腺等皮肤的附属器官
- 影响因素
  - 皮肤条件
    - 应用部位
    - 皮肤的病变
    - 皮肤的温度与湿度
    - 皮肤的清洁
  - 药物性质
  - 基质的组成与性质
    - 基质组成、类型和性质—直接影响药物的释放、穿透和吸收
    - 基质的 pH
    - 附加剂
    - 基质对皮肤水合作用
    - 其他因素

3. 软膏剂

- 软膏剂
  - 特点
    - 多用于慢性皮肤病，具有保护创面、润滑皮肤和局部治疗作用
    - 软膏中药物透皮吸收，也可产生全身治疗作用
  - 基质
    - 要求
      - 具有适宜的黏度，易于涂布于皮肤或黏膜
      - 作为药物的良好载体，能与药物的水溶液或油溶液互相混合，有利于药物的释放和吸收
      - 性质稳定，与药物无配伍禁忌
      - 无刺激性和过敏性，不影响皮肤的正常功能与伤口愈合
      - 易清洗，不污染衣物
    - 分类：油脂性、水溶性

油脂性基质、乳状液型基质、水溶性基质的特点、代表品种及应用

A. 油脂性基质

①特点
- 润滑、无刺激性，能封闭皮肤表面，促进皮肤的水合作用，对皮肤的保护及软化比其他基质强
- 但药物释放较差，不易与水性液混合，也不易用水洗除，不宜用于急性炎性渗出较多的创面

②代表品种及应用
- 油脂类
- 类脂类
  - 羊毛脂：吸水性大，可提高软膏中药物的渗透性
  - 蜂蜡：调节软膏的稠度或增加稳定性
- 烃类
  - 凡士林：适宜的稠度和涂展性，对皮肤与黏膜无刺激性。性质稳定，不酸败。不宜用于有多量渗出液的患处
  - 石蜡与液状石蜡
- 硅酮类
  - 对眼睛有刺激性，不宜作眼膏
  - 润滑剂基质

B. 乳状液型基质

①特点
- 有利药物的释放与穿透，可吸收创面渗出物，易涂布、易清洗
- 用于亚急性、慢性、无渗出的皮肤病，忌用于糜烂、溃疡及化脓性创面
- 遇水不稳定的药物不宜制成乳膏剂

②代表品种及应用
- 水包油（O/W）型：药物的释放和穿透较其他基质快，如钠皂、三乙醇胺皂类、脂肪醇型硫酸钠类、聚山梨酯
- 油包水（W/O）型：吸收部分水分，但不能与多量水混合，透皮良好，涂展性佳，如钙皂、羊毛脂、单甘酯、脂肪醇

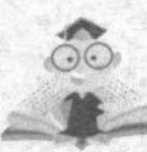

C. 水溶性基质

①特点
- 释药较快，无油腻性和刺激性
- 能吸收组织渗出液，可用于糜烂创面及腔道黏膜
- 润滑作用较差，易失水、发霉，故须加保湿剂与防腐剂

②代表品种及应用
- 纤维素衍生物：常用甲基纤维素、羧甲纤维素钠
- 聚乙二醇：吸湿性好，可吸收分泌液，易于洗除。药物释放和渗透较快，但可引起皮肤脱水干燥

4. 膏药

- 基质原料—植物油和红丹或官粉
- 分类
  - 黑膏药：基质主要成分—高级脂肪酸的铅盐
  - 白膏药

5. 贴膏剂

橡胶贴膏
- 特点
  - 黏着力强，无需预热可直接贴用，不污染衣物，携带方便
  - 有保护伤口、防止皮肤皲裂等作用
  - 但膏层薄，容纳药物量少，维持时间较短
- 组成
  - 背衬材料
  - 膏料
  - 膏面覆盖物

凝胶贴膏
- 特点
  - 载药量大，使用方便，贴敷舒适，对皮肤无刺激性
  - 贴用后皮肤角质层易软化，有利药物的透皮吸收
  - 黏性较差
- 组成
  - 背衬层
  - 药物层
  - 保护层

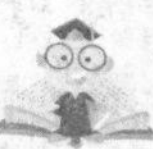

6. 贴剂

贴剂
- 特点
  - 对有疾患的皮肤和局部有保护和治疗作用
  - 延长作用时间，减少用药次数，降低不良反应
- 组成
  - 背衬层
  - 药物贮库层
  - 黏胶层
  - 临床前除去的保护层

7. 外用膏剂的质量要求

要求
- 软膏剂应避光密封贮存
- 乳膏剂应避光密封置25℃以下贮存，不得冷冻
- 制膏药用的饮片若为含挥发性成分饮片、矿物药以及贵重药应研成细粉，于摊涂前加入
- 温度≤70℃

高频考点速记

1. 吸水性较大且可提高油脂性软膏渗透性的物质是：羊毛脂。

2. 下列软膏基质中，属于水溶性基质的是：聚乙二醇。

3. 对比记忆

（1）将药物或药材提取物与适宜的亲水性基质混匀后，涂布于背衬材料上制成的外用制剂，称为：凝胶膏剂。

（2）以植物油炸取药料，所得药油与红丹经高温炼制而成的膏药，称为：黑膏药。

4. 对比记忆

（1）除另有规定外，要求检查软化点的剂型是：膏药。

（2）除另有规定外，要求检查释放度的剂型是：透皮贴剂。

5. 属于水溶性软膏基质的有：①聚乙二醇；②甲基纤维素。

第九节　栓　剂

必备考点提示

1. 掌握栓剂的分类与特点。
2. 掌握直肠给药栓剂中药物的吸收途径及影响因素。
3. 掌握栓剂基质的要求与分类。
4. 掌握栓剂的质量要求及贮藏。

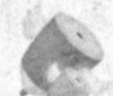

必备考点精编

1. 栓剂的分类与特点

栓剂
- 分类：直肠栓、阴道栓（常用）、尿道栓
- 特点
  - 栓剂不仅在腔道起润滑、抗菌、消炎、杀虫、收敛、止痛、止痒等局部治疗作用，而且可经腔道吸收产生全身治疗作用
  - 药物不受胃肠道 pH 或酶的破坏，可避免药物对胃肠道的刺激
  - 药物直肠吸收，大部分不受肝脏首过效应的破坏
  - 适用于不能或不愿口服给药的患者

2. 直肠给药栓剂中药物的吸收途径及影响因素

直肠给药栓剂
- 吸收途径
  - 经直肠上静脉吸收，由门静脉进入肝脏，再由肝脏进入大循环
  - 经直肠下静脉和肛门静脉吸收，由髂内静脉绕过肝脏，从下腔大静脉直接进入大循环
  - 经直肠淋巴系统吸收
- 影响因素
  - 生理因素
  - 药物因素
  - 基质因素

3. 栓剂基质

- 基质
  - 要求
    - 室温时具有适宜的硬度和韧性，塞入腔道时不变形、不碎裂
    - 与药物无配伍禁忌，无毒性、无过敏性及黏膜刺激性，不影响药物的含量测定
    - 熔点与凝固点相距较近，且有润湿与乳化能力，能混入较多的水
    - 在贮藏过程中不易霉变，且理化性质稳定
  - 种类
    - 油脂性
      - 可可豆脂
      - 半合成脂肪酸甘油酯类
    - 水溶性
      - 甘油明胶—作阴道栓剂基质，不适用于鞣酸与蛋白质有配伍禁忌的药物
      - 聚乙二醇类—理想硬度和释药速度的栓剂基质

4. 栓剂的质量要求及贮藏

- 栓剂
  - 质量要求
    - 脂肪性基质的栓剂应在30min内全部融化、软化或触压时无硬芯
    - 水溶性基质的栓剂应在60min内全部溶解
    - 内包装材料应无毒性，并不得与原料药物或基质发生理化作用。制备栓剂的固体原料药物应预先制成细粉或最细粉
  - 贮藏
    - 在30℃以下密闭贮存和运输
    - 生物制品应在2℃～8℃贮存和运输

高频考点速记

1. 脂肪性基质栓剂的融变时限是：30min。

2. 含鞣酸的药物栓剂，不宜选用基质是：甘油明胶。

3. 对栓剂基质的要求有：①室温下不易软化、熔融或溶解；②无毒、无过敏，对黏膜无刺激性；③与主药物无配伍禁忌；④熔点与凝固点相距较近。

第十节 胶囊剂

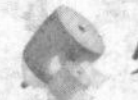

必备考点提示

1. 胶囊剂的特点与分类、不宜制成胶囊剂的药物及软胶囊对填充物料的要求。

2. 胶囊剂的囊材组成。

3. 胶囊剂的质量要求。

必备考点精编

1. 胶囊剂的特点与分类

（1）特点
- ①能掩盖药物的不良气味，减小药物的刺激性，便于服用
- ②与片剂、丸剂比较，在胃肠道中崩解、溶出快，吸收好，生物利用度高
- ③药物充填于胶囊中，与光线、空气和湿气隔绝，可提高药物稳定性
- ④制成不同释药速度和释药方式的胶囊剂，可定时定位释放药物

（2）分类：硬胶囊、软胶囊（胶丸）、缓释胶囊、控释胶囊、肠溶胶囊

（3）不宜药物
- ①药物的水溶液或稀乙醇溶液，因可使胶囊壁溶化
- ②刺激性强的易溶性药物，因其在胃中溶解后局部浓度过高而对胃黏膜产生较强刺激性
- ③易风化的药物，可使胶囊壁软化
- ④吸湿性强的药物，可使胶囊壁干燥变脆

(4) 软胶囊对填充物料的要求
- 填充液的 pH 应控制在 4.5~7.5 之间
- 填充固体药物时，药粉应过五号筛

2. 胶囊剂的囊材组成

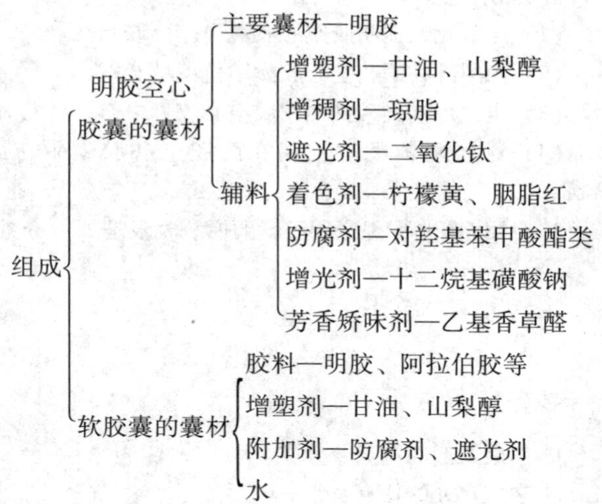

3. 胶囊剂的质量要求

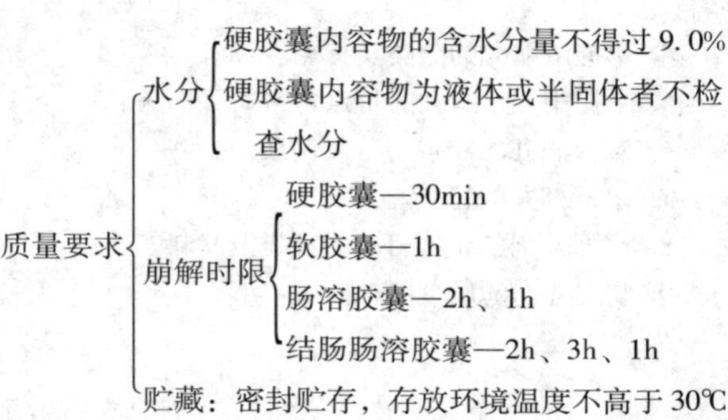

高频考点速记

1. 可用作软胶囊填充的物料是：药物的油溶液。

2. 对比记忆

（1）二氧化钛在明胶空心胶囊中作：遮光剂。

（2）山梨醇在明胶空心胶囊中作：增塑剂。

（3）十二烷基磺酸钠在明胶空心胶囊中作：增光剂。

（4）对羟基苯甲酸乙酯在明胶空心胶囊中作：防腐剂。

3.《中国药典》规定硬胶囊的崩解时限是：30 分钟。

第十一节　丸　剂

必备考点提示

1. 掌握丸剂的特点及分类。

2. 掌握水丸的特点及常用赋形剂。

3. 掌握蜜丸（含水蜜丸）分类及特点，蜂蜜的选择与炼制。

4. 掌握浓缩丸的分类及特点。

5. 掌握糊丸、蜡丸的特点与常用赋形剂。

6. 掌握滴丸的特点与常用基质。

7. 掌握糖丸的特点。

8. 掌握丸剂的包衣目的、种类及材料。

9. 掌握丸剂的质量要求。

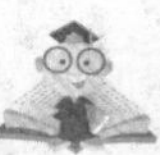

必备考点精编

1. 丸剂的特点及分类

- 丸剂
  - 特点
    - 优点
      - ①不同类型丸剂，释药与作用速度不同，可根据需要选用。传统丸剂溶散、释药缓慢，可延长药效，适用于慢性病治疗或病后调和气血；新型水溶性基质滴丸奏效迅速，可用于急救
      - ②固体、半固体药物以及黏稠性的液体药物均可制成丸剂
      - ③提高药物稳定性，减少刺激性。芳香性药物或有特殊不良气味的药物，可泛在丸剂内层，或通过包衣掩盖。制成糊丸、蜡丸，也可降低毒性与不良反应
      - ④制法简便，既可小量制备，也适于工业生产
    - 缺点
      - ①某些传统品种剂量大，服用不便，尤其是儿童
      - ②制备时控制不当易致溶散迟缓
      - ③以原粉入药，微生物易超限
  - 分类
    - 按赋形剂：水丸、蜜丸、水蜜丸、浓缩丸、糊丸、蜡丸、糖丸
    - 按制法
      - 泛制丸：水丸及部分水蜜丸、浓缩丸、糊丸
      - 塑制丸：蜜丸及部分糊丸、浓缩丸
      - 滴制丸

2. **水丸**

- 水丸
  - 特点
    - ①丸粒较小，表面光滑，便于服用，不易吸潮，利于贮存
    - ③可根据药物性质分层泛丸。将易挥发、刺激性等药物泛入内层，可掩盖药物的不良气味，提高挥发性成分的稳定性；或将缓释、速释药物分别泛入丸剂内、外层，制成长效制剂
    - ④较易溶散，吸收、显效较快，尤适于中药解表和消导制剂
    - ④生产设备简单，可小量制备或大量生产
    - ⑤多采用饮片细粉泛制，易引起微生物污染；药物的均匀性及溶散时间也较难控制
  - 赋形剂
    - 水：能润湿、溶解药粉中的黏液质、糖、胶质等成分而诱发黏性
    - 酒：利于成分溶出，有一定防腐力，利于成品干燥
    - 醋：利于增加药粉中生物碱类成分的溶出，利于吸收，提高药效
    - 药汁

3. **蜜丸**（含水蜜丸）

- 蜜丸
  - 特点
    - 作为滋补药剂，或用作慢性疾病治疗
    - 可防止有效成分的氧化
    - 丸粒小、光滑圆整，易于吞服、节省蜂蜜、降低成本、利于贮存
  - 炼蜜
    - 目的：除去杂质、破坏酶类、杀灭微生物、降低水分含量、增加黏性
    - 规格：见下表

规格	要　　求			选用
	炼制温度	含水量	颜色及特征	
嫩蜜	105~115℃	17%~20%	稍有黏性	较多黏液质、胶质、糖、淀粉、油脂、动物组织等黏性较强的药粉
中蜜	116~118℃	14%~16%	“鱼眼泡”，手指捻有黏性，无长白丝	黏性中等的药粉制丸，为大部分蜜丸所采用
老蜜	119~122℃	<10%	“牛眼泡”，能“滴水成珠”。手指捻黏性强，有白色长丝（“打白丝”）	黏性差的矿物药 富含纤维的药粉

4. 浓缩丸

浓缩丸
- 特点
  - 体积和服用剂量小，易于吸收
  - 服用、携带及贮存方便
- 分类：浓缩水丸、浓缩蜜丸、浓缩水蜜丸

5. 糊丸

特点
- 溶散迟缓，释药缓慢，“取其迟化”可延长药效
- 减少药物对胃肠道的刺激性
- 含毒性饮片或刺激性饮片以及需延缓药效的方药，可制成糊丸

6. 蜡丸

蜡丸
- 特点
  - 在体内不溶散，缓缓持久释放药物
  - 减轻毒性和刺激性
- 赋形剂：黏合剂—蜂蜡

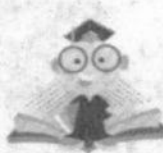

7. 滴丸

- 滴丸
  - 特点
    - ①生物利用度高，尤其是难溶性药物，在水溶性基质中高度分散可形成固体分散体，溶出速度快，奏效迅速，适用于急症治疗
    - ②滴丸剂量准确，药物在基质中分散均匀，丸重差异小
    - ③可选用不同基质制成不同释药速度的制剂（如缓释、控释制剂），可使液体药物固体化
    - ⑤生产设备简单，生产周期短，自动化程度高，生产成本较低
    - ⑥滴丸载药量较小，且供选用的理想基质和冷凝剂较少，使其发展受限
  - 常用基质
    - 水溶性：聚乙二醇类、泊洛沙姆、明胶、硬脂酸钠
    - 非水溶性：硬脂酸、单硬脂酸甘油酯

8. 糖丸

特点：味甜，易溶化，适合于儿童用药，多用于疫苗制剂。

9. 丸剂的包衣

- 丸剂包衣
  - 目的
    - 提高药物稳定性
    - 掩盖臭味、减少药物的刺激性
    - 控制药物作用速度或部位
    - 包肠溶衣可在肠内溶散吸收
    - 包缓释衣可制成长效制剂
    - 改善外观，便于识别
  - 种类与材料
    - 药物衣
      - 材料：处方药物制成的极细粉
      - 种类：朱砂衣、黄柏衣、雄黄衣
    - 保护衣：薄膜衣、糖衣、有色糖衣、明胶衣
    - 肠溶衣：聚丙烯酸树脂、纤维醋法酯

10. 丸剂的质量要求

质量要求
- 水分
  - 蜜丸和浓缩蜜丸中所含水分不得过 15.0%
  - 水蜜丸和浓缩水蜜丸不得过 12.0%
  - 水丸、糊丸、浓缩水丸不得过 9.0%
  - 蜡丸不检查水分
- 溶散时限
  - 小蜜丸、水蜜丸、水丸、包衣滴丸：1h 内全部溶散
  - 浓缩丸和糊丸：2h 内全部溶散
  - 滴丸：30min 内全部溶散
  - 蜡丸：2h、1h
  - 大蜜丸不检查溶散时限

高频考点速记

1. 质量要求溶散时限在 30min 内的丸剂是：滴丸。

2. 适用于急症治疗的丸剂是：滴丸。

3. 对比记忆

（1）黏性较强的药粉制蜜丸应选用：嫩蜜。

（2）黏性差的矿物药制蜜丸应选用：老蜜。

（3）富含纤维黏性差的药料制蜜丸应选用：老蜜。

（4）黏性中等的药粉制蜜丸应选用：中蜜。

4. 对比记忆

（1）除另行规定外，水丸中水分：不得超过 9.0%。

（2）除另行规定外，浓缩水蜜丸中水分：不得超过 12.0%。

（3）除另行规定外，蜜丸中水分：不得超过 15.0%。

（4）除另行规定外，浓缩蜜丸中水分：不得超过 15.0%。

5. 对比记忆

（1）温度为 105~115℃，含水量在 18%~20%的为：嫩蜜。

（2）温度为 116~118℃，含水量在 14%~16%的为：中蜜。

（3）温度为 119~122℃，含水量小于 10%的为：老蜜。

6. 对比记忆

（1）除另有规定外，不检查溶散时限的丸剂是：大蜜丸。

（2）除另有规定外，应在2h内全部溶散的丸剂是：糊丸。

（3）除另有规定外，应在30min内全部溶散的丸剂是：滴丸。

7. 丸剂按赋形剂分为：①水丸；②蜜丸；③浓缩丸；④蜡丸；⑤滴丸。

第十二节　颗粒剂

必备考点提示

掌握颗粒剂的特点与分类及质量要求。

核心考点精编

颗粒剂
- 特点
  - ①剂量较小，服用、携带、贮藏、运输均较方便
  - ②色、香、味俱佳深受患者欢迎
  - ③肠溶颗粒耐酸而在肠液中释放活性成分或控制药物在肠道内定位释放，可防止药物在胃内分解失效，避免对胃的刺激性
  - ④可制为缓释、控释制剂而达到缓释、控释的目的
  - ⑤适于工业生产，产品质量稳定
  - ⑥必要时进行包衣可增加防潮性，亦可掩盖药物的不良气味
  - ⑦某些中药颗粒具有一定吸湿性，包装不严易吸湿结块
- 分类：可溶颗粒、混悬颗粒、泡腾颗粒、肠溶颗粒、缓释颗粒、控释颗粒
- 要求
  - 水分：中药颗粒剂不得过8.0%
  - 粒度：不能通过一号筛与能通过五号筛的总和不得过15%
  - 溶化性：可溶性颗粒5min应全部溶化
  - 泡腾颗粒：在水温15~25℃，应迅速产生气体而成泡腾状，5min内颗粒均应完全分散或溶解在水中

高频考点速记

颗粒剂的含水量：不得过8.0%。

第十三节　片　剂

必备考点提示

1. 掌握片剂的分类及类型。
2. 掌握片剂辅料的种类、主要品种及应用。
3. 掌握片剂包衣的目的、种类及要求。
4. 掌握片剂的质量要求。

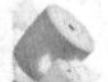

必备考点精编

1. 片剂的分类及类型

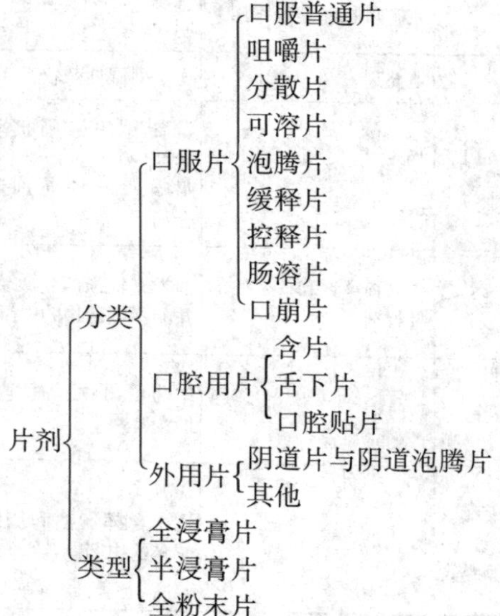

2. 片剂的辅料

种类	品　种		应　用
稀释剂与吸收剂	淀粉	稀释剂、吸收剂和崩解剂	玉米淀粉最为常用
	糊精	片剂稀释剂、黏合剂 胶囊剂的稀释剂	不宜作为速溶片的填充剂 不宜纤维性大及弹性强的中药制片 可用作液体制剂的增黏剂或固体制剂的干燥黏合剂
	预胶化淀粉	可压性、流动性和自身润滑性，兼有黏合和崩解性能	适于粉末直接压片
	糖粉	片剂的稀释剂 兼有矫味和黏合作用	口含片、咀嚼片及纤维性或质地疏松的中药制片
	乳糖	填充剂	适于引湿性药物
	甘露醇		口含片的稀释剂和矫味剂 咀嚼片的填充剂和黏合剂
	硫酸钙二水物	作为稀释剂和挥发油的吸收剂	油类有较强的吸收能力，并能降低药物的引湿性
	磷酸氢钙	吸收剂	中药浸出物、油类及含油浸膏
	微粉硅胶、氧化镁、碳酸钙、碳酸镁	吸收剂	适于含挥发油和脂肪油较多的中药制片

续表

种类	品　种		应　用
润湿剂与黏合剂	水	润湿剂	不耐热、易溶于水或易水解的药物则不宜采用
	乙醇		具有黏性，但遇水后黏性过强而不易制粒；或遇水受热易变质；或药物易溶于水难以制粒；或干燥后颗粒过硬，影响片剂质量者适宜制片
	淀粉浆（糊）	黏合剂	适于对湿热稳定，而且药物本身不太松散的品种，尤适于可溶性药物较多的处方
	糖浆		适于纤维性强、弹性大以及质地疏松的中药制片，不宜用于酸、碱性较强的药物
	胶浆类		适用于可压性差，易松片或硬度要求大的片剂 阿拉伯胶浆和明胶浆用于口含片及轻质或易失去结晶水的药物 聚维酮（PVP）其水溶液适用作咀嚼片黏合剂
	微晶纤维素	片剂的黏合剂、崩解剂、助流剂和稀释剂	不宜用于包衣片及某些遇水不稳定的药物
	纤维素衍生物	黏合剂	乙基纤维素广泛用于缓释制剂的辅料，其乙醇溶液可作为对水敏感药物片剂的黏合剂

续表

种类	品　种	应　用
崩解剂（口含片、舌下片、缓释片、咀嚼片不用）	干燥淀粉	适于不溶性或微溶性药物的片剂 对易溶性药物片剂的崩解作用较差
	羧甲淀粉钠（CMS-Na）	适于可溶性和不溶性药物
	低取代羟丙纤维素（L-HPC）	
	泡腾崩解剂	用于泡腾片、阴道泡腾片
润滑剂	硬脂酸镁 滑石粉	某些维生素及有机碱盐等遇碱不稳定的药物不宜使用
	聚乙二醇（PEG）	适于可溶片或泡腾片
	月桂醇硫酸镁（钠）	
	微粉硅胶	

3. 片剂包衣的目的、种类及要求

片剂包衣
- 目的
  - 隔绝空气，避光，防潮，提高药物的稳定性
  - 掩盖药物的不良气味
  - 控制药物在肠道内定位释放。包肠溶衣可避免药物对胃的刺激，防止胃酸或胃酶对药物的破坏
  - 包缓释或控释衣，改变药物释放速度，减少服药次数，降低不良反应
  - 隔离有配伍禁忌的成分，避免相互作用，有助复方配伍
  - 改善外观，使片剂美观，且便于识别
- 种类：糖衣片、（半）薄膜衣片、肠溶衣片、结肠定位肠溶衣片以及缓释衣片、控释衣片

4. **片剂的质量要求**

- 崩解时限
  - 供试品 6 片：15min 内
  - 药材原粉片 6 片：30min 内
  - 浸膏（半浸膏）片、糖衣片：1h 内
  - 薄膜衣片（化药片在 30min 内；中药片在 1h 内）
  - 含片：不应在 10min 内
  - 舌下片：5min 内
  - 可溶片：3min 内
  - 口崩片：60s 内并通过筛孔内径为 710μm 的筛网
  - 肠溶片：2h、1h
  - 结肠定位肠溶片：1h 内
  - 泡腾片：5min 内
  - 咀嚼片、以冷冻干燥法制备的口崩片以及规定检查溶出度、释放度的片剂，一般不再进行崩解时限检查
- 融变时限：阴道片 3 片在 30min 内全部溶化或崩解溶散并通过开孔金属圆盘

高频考点速记

1. 对比记忆

（1）羧甲基淀粉钠常用作片剂的：崩解剂。

（2）磷酸氢钙可作为中药片剂原料中油类的：吸收剂。

（3）硬脂酸镁为中药片剂常用的：润滑剂。

（4）不同浓度的乙醇为中药浸膏粉制颗粒常用的：润湿剂。

2. 属于口服片剂的有：①咀嚼片；②分散片；③泡腾片。

3. 关于片剂包衣，说法正确的是：①隔绝空气，避光，防潮，提高药物稳定性；②掩盖药物不良气味，增加用药顺应性；③包肠溶衣，可减少药物对胃的刺激；④包控释衣，可控制药物的释放。

第十四节　气雾剂与喷雾剂

必备考点提示

1. 重点掌握气雾剂、喷雾剂的特点及分类。
2. 重点掌握吸入气雾剂与喷雾剂的吸收与影响因素。
3. 掌握吸入气雾剂与喷雾剂的构成。

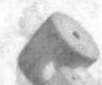

必备考点精编

1. 气雾剂、喷雾剂的特点及分类

- 特点
  - 具有速效和定位作用。局部浓度高，药物分布均匀，吸收快，奏效迅速
  - 制剂稳定性高，不易被微生物污染，且能避免与空气、水分和光线接触
  - 给药剂量准确，副作用较小
  - 局部用药刺激性小
- 分类
  - 气雾剂
    - 按用药途径：吸入气雾剂、非吸入气雾剂
    - 按处方组成：
      - 二相气雾剂（气相和液相）
      - 三相气雾剂（气相、液相、固相或液相）
    - 按给药定量与否：定量气雾剂、非定量气雾剂
  - 喷雾剂
    - 按内容物组成：溶液型、乳状液型、混悬型喷雾剂
    - 按用药途径：吸入喷雾剂、鼻用喷雾剂及用于皮肤、黏膜的非吸入喷雾剂
    - 按给药定量与否：定量喷雾剂、非定量喷雾剂

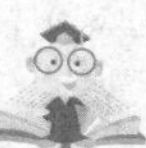

2. 吸入气雾剂与喷雾剂的吸收与影响因素

- 吸收部位：肺泡
- 影响因素
  - 药物的脂溶性及分子大小
  - 雾滴（粒）粒径大小

3. 吸入气雾剂与喷雾剂的构成

构成
- 气雾剂：药物与附加剂、抛射剂、耐压容器、阀门系统
- 喷雾剂：药物与附加剂、容器、手动泵

高频考点速记

1. 七氟丙烷可作为药用气雾剂的：抛射剂。

2. 有关气雾剂的叙述正确的有：①使用方便，避免对胃肠道的刺激；②可直接到达作用部位；③不易被微生物污染；④对包装要求较高。

3. 关于气雾剂类型的说法，正确的是：①按给药定量与否，气雾剂可分为定量和非定量气雾剂；②按给药途径，气雾剂可分为吸入和非吸入气雾剂；③溶液型气雾剂属于二相气雾剂；④乳浊液型气雾剂属于三相气雾剂。

第十五节　胶剂、膜剂、涂膜剂及其他传统剂型

必备考点提示

1. 掌握胶剂的特点与分类，胶剂原料的种类、辅料的种类和作用。

2. 掌握膜剂的特点与分类，常用成膜材料及其他辅料。

3. 掌握涂膜剂的特点，常用成膜材料及附加剂。

4. 了解其他传统剂型的应用特点。

必备考点精编

1. 胶剂

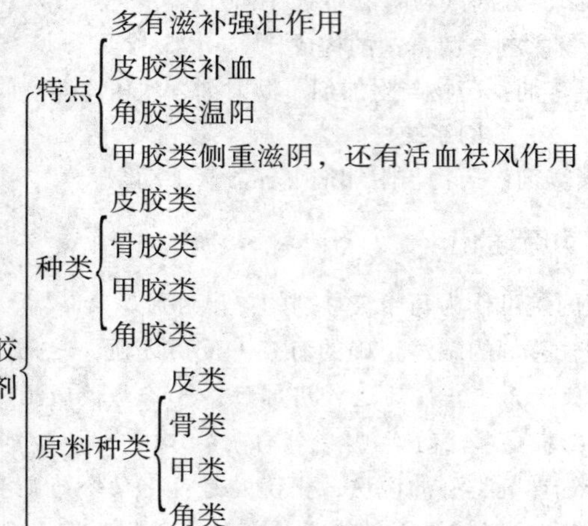

- 胶剂
  - 特点
    - 多有滋补强壮作用
    - 皮胶类补血
    - 角胶类温阳
    - 甲胶类侧重滋阴，还有活血祛风作用
  - 种类
    - 皮胶类
    - 骨胶类
    - 甲胶类
    - 角胶类
  - 原料种类
    - 皮类
    - 骨类
    - 甲类
    - 角类
  - 辅料种类与作用
    - 冰糖：增加胶剂的透明度和硬度，并有矫味作用
    - 油类：降低胶块的黏度，起消泡作用
    - 酒类：矫味矫臭，利于气泡逸散
    - 明矾：增加胶剂的透明度

2. 膜剂

（1）特点
- ①生产工艺简单，易于自动化和无菌生产
- ②药物含量准确、质量稳定
- ③使用方便，适于多种给药途径
- ④可制成不同释药速度的制剂
- ⑤制成多层膜剂可避免配伍禁忌
- ⑥体积小，重量轻，便于携带、运输和贮存
- ⑦但不适用于药物剂量较大的制剂

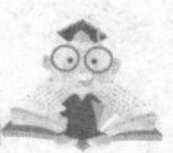

（2）分类
- 按结构类型：单层、多层及夹心型
- 按给药途径：口服膜剂、黏膜用膜剂

（3）成膜材料：聚乙烯醇（PVA）、丙烯酸树脂类、纤维素类及其他天然高分子材料。

（4）辅料
- ①增塑剂：甘油、乙二醇、山梨醇
- ②着色剂：食用色素
- ②遮光剂：二氧化钛
- ③矫味剂：蔗糖、甜菊苷
- ④填充剂：碳酸钙、淀粉
- ⑤表面活性剂：聚山梨酯 80、十二烷基硫酸钠、豆磷脂

3. 涂膜剂

涂膜剂
- 特点
  - 有机溶剂迅速挥发，形成薄膜保护患处，并缓慢释放药物起治疗作用
  - 一般用于无渗出液的损害性皮肤病
  - 应避光、密闭贮存，在启用后最多可使用 4 周
- 成膜材料：聚乙烯醇、聚维酮、乙基纤维素
- 附加剂
  - 增塑剂：甘油、丙二醇、三乙酸甘油酯
  - 抑菌剂或抗氧剂

4. 其他传统剂型

传统剂型	应用特点
锭剂	供内服，可吞服或研细以水或黄酒化服，外用多是研细用醋或酒调敷，也可作嗅入或外搽药用
灸剂	借助燃烧产生的温热性刺激及药物的局部透皮吸收，达到预防或治疗疾病的目的
线剂	利用所含药物的轻微腐蚀作用和药线的机械扎紧作用，切断痔核的血液供应，使痔枯落，或置瘘管中，引流畅通，以利疮核愈合。有止血抗炎等作用。也可以线剂结扎，辅以药物治疗肿瘤

续表

传统剂型	应用特点
熨剂	用时拌醋生热，利用热刺激及药物蒸气透入熨贴的部位达到活血通络，发散风寒的治疗目的
糕剂	含糖，味甜可口，主要用于治疗小儿脾胃虚弱、面黄肌瘦等慢性消化不良性疾病
丹剂	毒性较大，不可内服，仅供外用
条剂	有韧性可用于弯曲分岔的瘘管，制备简单，使用方便。所用药物多有毒性或腐蚀性，主要用于中医外科插入疮口或瘘管，以引流脓液，拔毒去腐，生肌敛口
钉剂	多含有毒性药物或腐蚀性药物，其赋形剂的选择类似于糊丸，具缓释作用。一般供外科插入，用于治疗痔、瘘管及溃疡等
棒剂	可直接用于皮肤或黏膜，起腐蚀、收敛等作用，多用于眼科

高频考点速记

1. 起矫味、矫臭作用，且在收胶时有利于气泡逸散的胶剂辅料是：黄酒。

2. 将原料药溶解或分散于含成膜材料溶剂中，涂搽患处后形成薄膜的外用液体制剂，称为：涂膜剂。

3. 对比记忆

（1）可沉淀胶液杂质，并增加胶剂透明度的辅料是：明矾。

（2）可增加胶液透明度和硬度，并具矫味作用的辅料是：冰糖。

第十六节　药物新型给药系统与制剂新技术

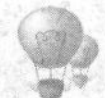

必备考点提示

1. 掌握缓释、控释制剂的特点及类型。
2. 掌握不宜制成缓释、控释制剂的药物。
3. 掌握靶向制剂的特点及分类。
4. 掌握环糊精包合技术及环糊精包合物的作用。
5. 掌握微型包囊技术的特点与应用。
6. 掌握固体分散体的特点、类型、常用载体与应用。

必备考点精编

1. 缓释、控释制剂的特点及类型

- 缓、控释制剂
  - 特点
    - 药物治疗作用持久、毒副作用小、用药次数显著减少
    - 可避免超过治疗血药浓度范围的毒副作用，又能保持在有效浓度治疗范围（治疗窗）之内以维持疗效
  - 类型
    - 缓释制剂
      - 骨架型
      - 膜控包衣型
      - 乳剂分散型
      - 注射用缓释制剂
      - 缓释膜剂
      - 胃滞留型
    - 控释制剂
      - 骨架型
      - 膜控包衣型
      - 渗透泵式
      - 胃滞留型

2. 不宜制成缓释、控释制剂的药物

不宜药物
- 生物半衰期（$t_{1/2}$）很短（小于 1h）或很长（大于 24h）的药物
- 单服剂量很大（大于 1g）的药物
- 药效剧烈、溶解度小、吸收无规律、吸收差或吸收易受影响的药物
- 需在肠道中特定部位主动吸收的药物

3. 靶向制剂的特点及分类

靶向制剂
- 特点：可使药物浓集于靶组织、靶器官、靶细胞及其周围，提高疗效并显著降低对其他组织、器官及全身的毒副作用
- 分类
  - 按靶向的部位
    - 一级靶向制剂：进入靶部位的毛细血管床释药
    - 二级靶向制剂：进入靶部位的特殊细胞（如肿瘤细胞）释药，而不作用于正常细胞
    - 三级靶向制剂：药物作用于细胞内的一定部位
  - 按靶向作用方式
    - 被动靶向制剂
    - 主动靶向制剂
    - 物理化学靶向制剂
      - 磁性制剂
      - 栓塞靶向制剂
      - 热敏靶向制剂
      - pH 敏感靶向制剂

4. 中药制剂新技术

环糊精包合技术
- 定义：将药物分子包藏于环糊精分子空穴结构内形成环糊精包合物的技术
- 包合物作用
  - ①提高药物的稳定性
  - ②增加药物的溶解度
  - ③减少药物的刺激性，掩盖不良气味
  - ④调节药物的释放速度
  - ⑤使液体药物粉末化而便于制剂

- 微型包囊技术
  - 特点
    - 可提高稳定性，掩盖不良嗅味
    - 降低在胃肠道中的副作用，减少复方配伍禁忌
    - 延缓或控制药物释放，改进某些药物的物理特性
    - 可将液体药物制成固体制剂
  - 应用：根据药物剂型设计需要，制成散剂、胶囊剂、片剂、软膏剂、注射剂或缓释、控释制剂

- 固体分散体
  - 特点
    - 优点
      - ①达到不同的释药目的
      - ②延缓药物的水解和氧化
      - ③掩盖药物的不良气味和刺激性
      - ④使液体药物固体化
    - 缺点：久贮可能出现药物晶型改变、重结晶、结晶粗化和药物溶出度降低等老化现象，影响临床应用
  - 类型
    - 按药物分散状态
      - 低共熔混合物
      - 固态溶液
      - 玻璃溶液或玻璃混悬液
      - 共沉淀物
    - 按药物释放特点
      - ①速释型固体分散体
      - ②缓释、控释型固体分散体
      - ③肠溶型固体分散体
  - 常用载体
    - 水溶性
      - 高分子聚合物—聚乙二醇类、聚维酮类
      - 表面活性剂—泊洛沙姆 188、磷脂
      - 有机酸—枸橼酸、酒石酸
      - 糖类—山梨醇、蔗糖
    - 难溶性
      - 纤维素衍生物（乙基纤维素）、聚丙烯树脂类、脂类
      - 作为缓释、控释型固体分散体的载体
    - 肠溶性
      - 纤维素衍生物—醋酸纤维素酞酸酯
      - 聚丙烯树脂类—聚丙烯树脂Ⅱ号、Ⅲ号
      - 制备肠溶型固体分散体

高频考点速记

1. 可用作药物固体分散体水溶性载体材料的是：聚乙烯吡咯烷酮。

2. 药物微囊化后可以：①提高稳定性；②掩盖不良气味；③减少复方配伍禁忌；④将液态药物制成固态。

第十七节　药物体内过程

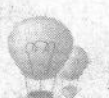必备考点提示

1. 重点掌握药物的吸收、分布、代谢与排泄及其影响因素。
2. 重点掌握药物动力学常用术语的定义及应用。

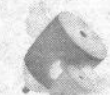必备考点精编

1. 药物的吸收、分布、代谢与排泄

药物的体内过程：吸收、分布、代谢和排泄。

（1）吸收
- 吸收部位
  - 口服药物—胃肠道
  - 非口服给药药物—肌肉组织、口腔、皮肤、直肠、肺、鼻腔和眼部
- 影响因素
  - 生理因素
    - 胃肠液的成分和性质
    - 胃排空速率
    - 其他
  - 药物因素
    - 药物的脂溶性和解离度
    - 药物的溶出速度
  - 剂型因素
    - 固体制剂的崩解与溶出
    - 剂型
      - 药物吸收显效快慢的顺序为：静脉>吸入>肌内>皮下>舌下或直肠>口服>皮肤
      - 口服制剂药物吸收速度快慢的顺序是：溶液剂>混悬剂>胶囊剂>片剂>包衣片
    - 制剂处方及其制备工艺

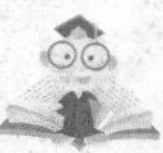

（2）影响分布因素
- 药物与血浆蛋白结合的能力
- 血液循环和血管透过性
- 药物与组织的亲和力
- 血脑屏障与血胎屏障

（3）代谢
- 主要部位—肝脏
- 反应类型—氧化、还原、水解、结合
- 影响因素
  - 给药途径
  - 给药剂量与体内酶的作用
  - 生理因素

（4）排泄
- 主要部位—肾>胆汁排泄
- 影响肾排泄因素
  - 药物的血浆蛋白结合率
  - 药物与血浆蛋白的竞争性结合

2. 药物动力学常用术语

常用术语	定　义
隔室模型	药物动力学研究常用“隔室模型”模拟机体系统，根据药物在体内分布速度的差异，将机体划分为若干隔室或称房室类型：单室模型、双室模型
生物半衰期（$t_{1/2}$）	体内药量或血药浓度消除一半所需要的时间 衡量一种药物从体内消除速度的参数
表观分布容积（V）	表观分布容积是体内药量与血药浓度间关系的一个比例常数
体内总清除率（TBCL）	单位时间内从机体或器官能清除掉相当于多少体积的体液中的药物
生物利用度	药物吸收进入血液循环的程度与速度 包括：生物利用程度与生物利用速度 评价指标：C_{max}、t_{max} 和 AUC
生物等效性	含有相同活性物质的两种药品药剂学等效或药剂学可替代，并且它们在相同摩尔剂量下给药后，生物利用度落在预定的可接受限度内，即两种制剂具有相似的安全性和有效性 生物等效性评价：对药物动力学主要参数（如 AUC、C_{max}）进行统计分析

高频考点速记

1. 药物体内血药浓度消除一半所需要的时间，称为：生物半衰期。

2. 关于药物排泄的说法，正确的是：①尿量增加可降低尿液中药物浓度，导致重吸收减少而增加排泄；②经乳汁排泄的药物可能影响乳儿的安全，应予关注；③经胆汁排泄的药物，可因肠肝循环致作用时间延长。

3. 用于评价制剂生物等效性的药物动力学参数有：①血药峰浓度（C_{max}）；②血药浓度-时间曲线下面积（AUC）。

第七章　中药药理与毒理

必备考点提示

1. 重点掌握影响中药药理作用的因素。
2. 重点掌握中药的不良反应。
3. 掌握中药药性的现代研究与认识。
4. 掌握中药药理作用的特点。
5. 掌握各类中药的主要药理作用及毒性物质的种类。

必备考点精编

一、中药药性的现代研究与认识

1. 四气与各系统的关系

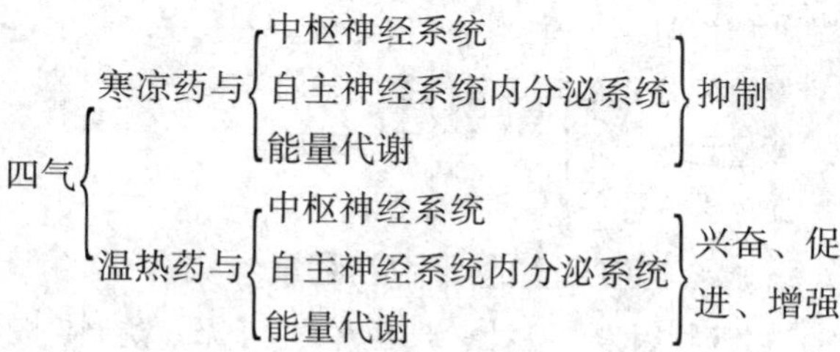

2. 五味

五味	功效	化学成分	药理作用
辛	能散、能行 发散、行气、活血、健胃、化湿、开窍	挥发油、生物碱、苷类	发汗、解热、抗炎、抗病原体、扩张血管、改善微循环、调整肠道平滑肌运动

续表

五味	功效	化学成分	药理作用
甘	能补、能缓、能和 补虚、缓急止痛、缓和药性或调和药味	糖类、蛋白质、氨基酸	增强或调节机体免疫功能、影响神经系统、缓解平滑肌痉挛
酸	收敛、固涩 敛肺、止汗、涩肠、止血、固精、止泻	有机酸类、鞣质	收敛、止泻、止血、抗炎、抗菌
苦	能泄、能燥 清热、祛湿、降逆、泻下	生物碱、苷类、挥发油、黄酮	抗菌、抗炎、杀虫、止咳平喘、致泻、止吐
咸	能软、能下 软坚散结或泻下	碘、钠、钾、钙、镁等无机盐	抗肿瘤、抗炎、抗菌、致泻、影响免疫系统

3. 归经

药理作用、有效成分分布、微量元素、受体学说与归经：
- 药理作用——相关性
- 有效成分分布——物质基础
- 微量元素——重要基础
- 受体学说——基础

二、影响中药药理作用的因素

影响因素：
- 药物因素：品种、产地、采收季节、炮制、贮藏、剂型和制剂工艺、剂量、配伍与禁忌
- 机体因素
  - 生理因素：体质、年龄、性别、个体差异和种族差异、肠道菌群、代谢酶
  - 病理因素
  - 心理因素
- 环境因素：地理条件、气候寒暖、饮食起居、居住位置、室内环境

三、中药药理作用的特点

特点：
- 与功效的一致性与差异性
- 多样性
- 双向性
- 中药量效关系的复杂性

四、各类中药的主要药理作用

（一）解表药

药理作用	中　　药
发汗	麻黄、桂枝、生姜
解热	柴胡、麻黄、葛根、桂枝、荆芥
抗炎	柴胡、麻黄、生姜、辛夷
镇痛	麻黄、细辛、柴胡、桂枝
抗病原微生物	麻黄、桂枝、柴胡
调节免疫	柴胡、葛根、麻黄、桂枝

（二）清热药

药理作用		中　　药
抗病原体	抗细菌	黄连、黄芩、黄柏、金银花、大青叶、蒲公英、鱼腥草、紫草
	抗病毒	黄连、黄芩、黄柏、金银花、连翘、鱼腥草、大青叶、板蓝根
	抗真菌	黄芩、黄连、黄柏、苦参、知母、栀子
	抗寄生虫	苦参、青蒿
解热		黄芩、黄连、金银花、石膏、知母、玄参、赤芍、紫草、地骨皮、大青叶
抗炎		黄连、黄芩、苦参、金银花、大青叶、板蓝根、鱼腥草、穿心莲

续表

药理作用	中　药
抗毒素	金银花、蒲公英、穿心莲、黄连、黄芩
抗肿瘤	青黛、北豆根、金银花、半枝莲、白花蛇舌草、冬凌草、穿心莲、紫草
调节免疫	苦参、山豆根、蒲公英、大青叶、青蒿、白花蛇舌草、黄连、黄芩、金银花、丹皮、赤芍、黄柏、鱼腥草、穿心莲

（三）泻下药

药理作用		中　药
泻下	刺激性泻下	大黄、番泻叶、芦荟、牵牛子、巴豆
	容积性泻下	芒硝
	滑润性泻下	火麻仁、郁李仁
利尿		芫花、牵牛子、甘遂、商陆、大戟
抗病原体		商陆、芫花、番泻叶、大戟、大黄、芦荟
抗炎		大黄、商陆

（四）祛风湿药

药理作用	中　药
抗炎	秦艽、五加皮、雷公藤、独活、豨莶草、粉防己、五加皮
镇痛	川乌、秦艽、独活、防己、青风藤
对免疫功能的影响	雷公藤、五加皮、独活、豨莶草、青风藤

（五）利水渗湿药

药理作用	中　药
利尿	茯苓、猪苓、泽泻、半边莲、车前子、金钱草、茵陈

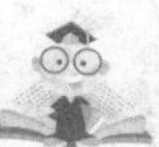

续表

药理作用	中　　药
抗病原微生物	茯苓、猪苓、茵陈、金钱草、木通、车前子、地肤子、萹蓄
利胆、保肝	茵陈、半边莲、金钱草、泽泻
调节免疫功能	茯苓
抗肿瘤	茯苓、茵陈、泽泻

（六）温里药

药理作用		中　　药
对心血管系统的影响		附子、干姜、肉桂、吴茱萸
对消化系统影响	调节胃肠运动	干姜、肉桂、吴茱萸、丁香、胡椒
	促进消化、抗溃疡	干姜、丁香、高良姜、草豆蔻
	利胆、止吐	干姜、肉桂、高良姜、丁香、吴茱萸
对肾上腺皮质系统功能的影响		附子、肉桂、干姜
对神经系统功能的影响		附子、肉桂、吴茱萸、干姜、花椒

（七）理气药

药理作用		中　　药
调节胃肠运动	兴奋胃肠运动	枳实、枳壳、木香、大腹皮、陈皮
	抑制胃肠运动	青皮、枳实、枳壳
调节消化液分泌		陈皮、木香、厚朴、乌药、佛手、枳实、枳壳
利胆		枳壳、沉香、木香、香附、青皮、陈皮
松弛支气管平滑肌		陈皮、枳实、甘松、沉香、青皮、木香、香附、佛手

续表

药理作用	中　　药
调节子宫平滑肌	枳壳、枳实、陈皮、木香等均能兴奋子宫平滑肌 香附、青皮、乌药、甘松则能抑制子宫平滑肌

（八）活血化瘀药

药理作用	中　　药
改善血液流变学、抗血栓	丹参、川芎、赤芍、益母草、蒲黄、水蛭
改善微循环	—
改善血流动力学	丹参、川芎、益母草、桃仁、水蛭、莪术、延胡索、穿山甲

（九）化痰止咳平喘药

药理作用	中　　药
祛痰	桔梗、川贝母、前胡、皂荚
镇咳	半夏、苦杏仁、桔梗、款冬花、川贝母
平喘	浙贝母、葶苈、苦杏仁、款冬花、枇杷叶、洋金花

（十）补虚药

药理作用		中　　药
对机体免疫功能影响	增强免疫功能	人参、黄芪、党参、麦冬、鹿茸、白芍 当归、枸杞子、黄精、菟丝子、冬虫夏草
	调节免疫功能	甘草、六味地黄汤

续表

药理作用	中　药
对内分泌系统的影响	人参、黄芪、白术、甘草、熟地黄、当归、何首乌、玄参、生地黄、知母、巴戟天、淫羊藿、鹿茸、紫河车、冬虫夏草
对中枢神经系统的影响	人参、黄芪、党参、何首乌、枸杞子
对物质代谢的影响	人参、枸杞子、麦冬、当归、枸杞子、淫羊藿
对心血管系统的影响	人参、黄芪、党参、淫羊藿、冬虫夏草、当归、麦冬
对造血系统的影响	人参、党参、黄芪、何首乌、当归
对消化系统的影响	人参、党参、黄芪
延缓衰老	人参、黄芪、当归、党参、女贞子

五、中药的不良反应

不良反应	定　义
副作用	在治疗剂量下所出现的与治疗目的无关的作用
毒性反应	用药剂量过大或用药时间过长而产生的对机体组织器官的损害性反应，一般后果较严重，有时较难恢复
变态反应	机体受到中药刺激后产生的病理性免疫反应，最常见的是过敏反应
后遗效应	停药后血药浓度已降至最低有效浓度以下时残存的药物效应
特异质反应	少数人应用某些中药后，所产生作用性质与常人不同的损害性反应
依赖性	反复或长期应用某些中药，患者产生心理或生理依赖，一旦停药，就出现戒断症状（如兴奋、失眠等），若此时给予适量该药物，症状立即消失

高频考点速记

1. 对比记忆

(1) 理气药的主要药理作用是：利胆。

(2) 祛风湿药的主要药理作用是：抗炎。

2. 具有抗毒素作用的清热药，包括：①黄芩；②黄连；③金银花；④蒲公英。

3. 具有兴奋子宫平滑肌作用的理气药，包括：①枳实；②枳壳；③陈皮；④木香。

第八章　常用中药的鉴别

第一节　植物类中药的鉴别

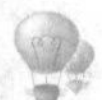

必备考点提示

1. 重点掌握植物类中药的性状鉴别（经验鉴别术语）。

2. 重点掌握植物类中药特殊的加工方法。

3. 重点掌握植物类中药中道地药材的产地。

4. 掌握植物类中药科名和药用部位。

5. 重点掌握带“*”的中药饮片，应会认知。详见“国家执业药师考试指南—中药学专业知识（一）”附录彩图。

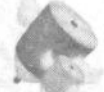

必备考点精编

一、根及根茎类中药

药用部位	双子叶	单子叶
根	表面无节和节间 自中心向外有放射状结构 形成层环多明显 中心无髓 外表有栓皮	自中心向外无放射状结构 内皮层环多明显 中心有髓 外表无木栓层
根茎	外表有木栓层 有放射状结构 中央有髓 形成层环明显	外表无木栓层 无放射状结构 无髓部 有内皮层环纹

狗脊*
- 来源：蚌壳蕨科—根茎
- 性状特征
  - 不规则的长条状或圆形
  - 表面深棕色，残留金黄色绒毛
  - 切面浅棕色，近边缘处有1条棕黄色隆起的木质部环纹或条纹

绵马贯众*
- 来源：鳞毛蕨科—根茎和叶柄残基
- 性状特征
  - 长倒卵形，饮片呈不规则厚片
  - 表面黄棕色至黑褐色，密被排列整齐的叶柄残基及鳞片
  - 断面有黄白色维管束5~13个

细辛*
- 来源：马兜铃科—根和根茎
- 性状特征
  - 卷曲成团
  - 分枝顶端有碗状的茎痕
  - 气辛香，味辛辣、麻舌

大黄*
- 来源：蓼科—根及根茎
- 性状特征
  - 类圆柱形、圆锥形、卵圆形或不规则块片状
  - 表面可见类白色网状纹理及“星点”（异型维管束）
  - 气清香，味苦而微涩，嚼之黏牙，有砂粒感

何首乌*
- 来源：蓼科—块根
- 性状特征
  - 团块状或不规则纺锤形
  - 表面有横长皮孔样突起及细根痕
  - 切断面浅黄棕色或浅红棕色，显粉性，皮部有4~11个类圆形异型维管束环列，形成“云锦状花纹”

牛膝* 与川牛膝*

异同点		牛膝	川牛膝
同	来源	苋科-根	
	性状鉴别	断面有黄白色点状维管束，排列成数轮同心环	
异	产地	河南	四川

银柴胡
- 来源：石竹科—根
- 性状特征
  - 表面浅棕黄色至浅棕色，有扭曲的纵皱纹及支根痕，多具孔穴状或盘状凹陷，习称“砂眼”
  - 根头部略膨大，有密集的呈疣状突起的芽苞、茎或根茎的残基，习称“珍珠盘”

太子参*
- 来源：石竹科—块根
- 采收加工：置沸水中略烫后晒干

虎杖*　来源：蓼科—根茎及根。

商陆*　木部隆起，形成数个突起的同心性环轮，俗称“罗盘纹”。

威灵仙*　来源：毛茛科植物威灵仙、棉团或东北铁线莲的根和根茎。

川乌* 与草乌*

异同点		川乌	草乌
同	科名	毛茛科	
	性状鉴别	形成层环纹呈多角形 气微，味辛辣、麻舌	
异	药用部位	母根	块根
	产地	四川	东北

续表

异同点		川乌	草乌
	性状鉴别	①呈不规则圆锥形 ②顶端常有残茎，中部多向一侧膨大 ③表面有小瘤状侧根及子根脱离的痕迹	①呈不规则长圆锥形，形如乌鸦头 ②顶端常有残茎和少数不定根残基，有的顶端一侧有一枯萎的芽，一侧有一圆形或扁圆形不定根残基（习称“钉角”）

附子*
- 来源：毛茛科—子根的加工品
- 采收加工：盐附子、黑顺片、白附片
- 性状特征
  - 盐附子：顶端有凹陷的芽痕；横切面可见充满盐霜的小空隙及多角形形成层环纹
  - 黑顺片：切面油润具光泽，半透明状

白芍* 与赤芍*

异同点		白芍	赤芍
同	科名及药用部位	毛茛科—根	
异	采收加工	置沸水中煮后除去外皮或去皮后再煮	—
	性状鉴别	①表面类白色或淡红棕色，光洁 ②断面较平坦，类白色或略带棕红色，形成层环明显，射线放射状 ③气微，味微苦、酸	①表面棕褐色，粗糙 ②易折断，断面粉白色或粉红色，皮部窄，木部放射状纹理明显 ③气微香，味微苦、酸涩

黄连*
- 来源：毛茛科—黄连（“味连”）、三角叶黄连（“雅连”）或云连—根茎
- 味连
  - 多分枝，常弯曲，集聚成簇，形如鸡爪
  - 节间表面平滑如茎杆，习称“过桥”
  - 气微，味极苦

升麻*
- 来源：毛茛科—根茎
- 产地：黑龙江、吉林、辽宁
- 性状鉴别
  - 表面黑褐色或棕褐色，有数个圆形空洞的茎基痕，洞内壁显网状沟纹
  - 断面不平坦，有裂隙，纤维性

防己*
- 来源：防己科—根
- 性状鉴别
  - 表面在弯曲处常有深陷横沟而成结节状的瘤块样
  - 断面平坦，灰白色，富粉性，有排列较稀疏的放射状纹理“车轮纹”

北豆根与山豆根

不同点	北豆根	山豆根
来源	防己科—蝙蝠葛—根茎	豆科—越南槐—根及根茎
性状鉴别	①黄棕色至暗棕色，表面可见突起的根痕和纵皱纹 ②断面不整齐，纤维性 ③气微，味苦	①表面有不规则的纵皱纹及横长皮孔样突起 ②有豆腥气，味极苦

延胡索*
- 来源：罂粟科—延胡索—块茎
- 产地：浙江
- 产地加工：置沸水中煮至恰无白心
- 性状鉴别
  - 不规则扁球形
  - 表面黄色或黄褐色，顶端有略凹陷的茎痕，底部常有疙瘩状突起
  - 断面黄色，角质样，有蜡样光泽

板蓝根*
- 来源：十字花科—菘蓝—根
- 产地：河北
- 性状鉴别
  - 圆柱形
  - 表面淡灰黄色或淡棕黄色，有纵皱纹、横长皮孔样突起及支根痕
  - 根头略膨大，可见暗绿色或暗棕色轮状排列的叶柄残基和密集的疣状突起
  - 气微，味微甜后苦涩

苦参*
- 来源：豆科—根
- 性状鉴别
  - 表面具纵皱纹及横长皮孔样突起，多破裂反卷
  - 断面纤维性，有的具异型维管束呈同心性环列或不规则散在
  - 气微，味极苦

葛根*及粉葛

异同点		葛根*	粉葛
同	科名及药用部位	豆科—根	
异	性状鉴别	①呈纵切的长方形厚片或小方块 ②外皮粗糙 ③质韧，纤维性强	①呈圆柱形、类纺锤形或半圆柱形，富粉性 ②横切面可见有纤维形成的浅棕色同心性环纹 ③纵切面可见由纤维形成的数条纵纹

甘草*
- 来源：豆科—甘草、胀果甘草或光果甘草—根及根茎
- 性状鉴别
  - 外皮有显著的纵皱纹、沟纹、皮孔及稀疏的细根痕
  - 断面略显纤维性，黄白色，有粉性
  - 射线放射状，至皮部偏弯，常有裂隙，显“菊花心”
  - 气微，味甜而特殊

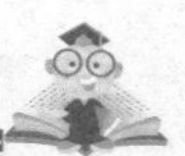

黄芪*
- 来源：豆科—蒙古黄芪或膜荚黄芪—根
- 性状鉴别
  - 表面淡棕黄色或淡棕褐色，有不整齐的纵皱纹或纵沟
  - 断面纤维性强，并显粉性，具放射状纹理及裂隙（“菊花心”）
  - 老根中心偶呈枯朽状，黑褐色或呈空洞
  - 气微，味微甜。嚼之微有豆腥味

远志*
- 药用部位：根
- 气味：气微，味苦、微辛，嚼之有刺喉感

人参*、西洋参*及红参

异同点		红参	人参	西洋参
同	科名	五加科		
同	性状鉴别	根茎（芦头）具不定根（艼）和稀疏的凹窝状茎痕（芦碗）		
异	药用部位	栽培品经蒸制后的根和根茎	根和根茎	根
异	产地	—	黑、吉、辽	—
异	性状鉴别	表面半透明	表面粗横纹及明显纵皱纹	表面有横向环纹及皮孔状突起
异	性状鉴别	质硬而脆，断面平坦，角质样	质较硬，断面显粉性，皮部有黄棕色的点状树脂道	
异	性状鉴别	气微香而特异，味甘、微苦	香气特异，味微苦、甘	气微而特异，味微苦、甘

三七*
- 来源：五加科—根和根茎
- 产地：云南
- 采收加工：主根—“三七”，支根—“筋条”，根茎—“剪口”，须根—“绒根”
- 性状鉴别
  - 类圆锥形或圆柱形
  - 表面灰褐色或灰黄色，顶端有茎痕，周围有瘤状突
  - 皮部含树脂道
  - 气微，味苦回甜

白芷*
- 来源：伞形科—根
- 性状鉴别
  - 根头部钝四棱形或近圆形
  - 表面有多数纵皱纹、支根痕及皮孔样横向突起，习称“疙瘩丁”
  - 顶端有凹陷的茎痕，具同心性环状纹理
  - 断面白色或灰白色，显粉性，皮部散有多数棕色油点（分泌腔）
  - 气芳香，味辛、微苦

当归*
- 来源：伞形科—根
- 产地：甘肃
- 性状鉴别
  - 表面浅棕色至棕褐色，浅棕色至棕褐色，具纵皱纹及横长皮孔样突起
  - 根头（归头）具数个明显突出的根茎痕，有茎及叶鞘的残基
  - 质柔韧，皮部有裂隙及多数棕色点状分泌腔，形成层环黄棕色
  - 有浓郁的香气，味甘、辛、微苦

羌活*
- 来源：伞形科—根茎及根
- 性状鉴别
  - “蚕羌”：呈紧密隆起的环状，形似蚕
  - “竹节羌”：节间延长，形如竹节状
  - 节上有多数点状或瘤状突起的根痕及棕色破碎鳞片
  - 皮部黄棕色至暗棕色，油润，有棕色油点（“朱砂点”），木部黄白色

前胡
- 来源：伞形科—根
- 性状鉴别：皮部淡黄色，散有多数棕黄色小油点

川芎*
- 来源：伞形科—根茎
- 产地：四川
- 性状鉴别
  - 药材
    - 不规则结节状拳形团块
    - 断面有波状环纹（形成层）及错综纹理，散有黄棕色小油点（油室）
    - 气浓香，味苦、辛，稍有麻舌感、后微甜
  - 饮片：纵切片边缘不整齐，呈蝴蝶状，习称“蝴蝶片”，切面灰白色或黄白色，散有黄棕色小油点

防风*
- 来源：伞形科—根
- 性状鉴别
  - 根头部有明显密集的环纹，习称“蚯蚓头”
  - 断面不平坦，皮部棕黄色至棕色，有裂隙，称“菊花心”

柴胡*

异同点	北柴胡	南柴胡
同	伞形科—根	
异	表面黑褐色或浅棕色 不易折断，断面呈片状纤维性 气微香，味微苦	表面红棕色或黑棕色 易折断，断面略平坦，不显纤维性 具败油气

北沙参*与南沙参*

不同点	北沙参	南沙参
科名及药用部位	伞形科—根	桔梗科—根
性状鉴别	①表面淡黄白色 ②全体有细纵皱纹及纵沟，并有棕黄色点状细根痕 ③易折断，断面皮部浅黄白色 ④气特异，味微甘	①表面黄白色或淡棕黄色 ②上部多有深陷横纹，呈断续的环纹，下部有纵纹及纵沟质松泡 ③断面不平坦，黄白色，多裂隙 ④气微，味微甘

龙胆*　来源：龙胆科—条叶龙胆、三花龙胆或坚龙胆—根及根茎

秦艽
- 来源：龙胆科—秦艽、麻花秦艽、粗茎秦艽或小秦艽—根
- 采收加工：发汗
- 性状特征
  - 表面有纵向或扭曲的纵皱纹，顶端有残存的茎基及纤维状叶鞘
  - 切断面略显油性
  - 气特异，味苦、微涩

丹参*
- 来源：唇形科—根及根茎
- 产地：四川
- 性状特征
  - 表面棕红色或暗棕红色，具纵皱纹
  - 断面疏松，有裂隙或略平整而致密，皮部棕红色

黄芩*
- 来源：唇形科—根
- 产地：河北
- 性状特征
  - 易折断，断面黄色，中心红棕色
  - 老根中心呈枯朽状或中空，暗棕色或棕黑色

玄参*
- 来源：玄参科—根
- 产地：浙江
- 采收加工：发汗
- 性状特征
  - 表面灰黄色或灰褐色，有不规则的纵沟、横长皮孔样突起及稀疏的横裂纹和须根痕
  - 质坚实，不易折断，断面黑色，微有光泽
  - 气特异似焦糖，味甘、微苦

地黄*
- 来源：玄参科—新鲜或干燥块根
- 产地：河南
- 性状特征
  - 纺锤形或条状
  - 表面具弯曲的纵皱纹、芽痕、横长皮孔样突起以及不规则疤痕
  - 断面橘红色油点
  - 气微，味微甜、微苦

胡黄连
- 来源：玄参科—根茎
- 性状特征：木部有 4~10 个类白色点状维管束排列成环

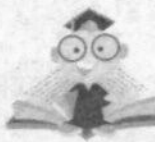

巴戟天*
- 来源：茜草科—根
- 饮片：巴戟肉：呈扁圆柱形短段或不规则块。表面灰黄色或暗灰色。切面紫色或淡紫色，中空

茜草
- 来源：茜草科—根及根茎
- 性状特征：气微，味微苦，久嚼刺舌

续断*
- 来源：川续断科—根
- 采收加工：发汗

天花粉*
- 来源：葫芦科—根
- 产地：河南
- 性状特征
  - 不规则圆柱形、纺锤形或瓣块状
  - 表面有纵皱纹、细根痕及略凹陷的横长皮孔
  - 断面富粉性，纵切面可见黄色条纹状木质部

桔梗*
- 来源：桔梗科—根
- 性状特征
  - 圆柱形或略呈纺锤形
  - 表面白色或淡黄白色，具纵扭皱沟，有横长的皮孔样斑痕及支根痕
  - 顶端有数个半月形茎痕

党参*
- 来源：桔梗科—根
- 产地：山西
- 性状特征
  - 根头部有疣状突起的茎痕及芽（“狮子盘头”），每个茎痕的顶端呈凹下的圆点状
  - 根头下有致密的环状横纹，全体有纵皱纹及散在的横长皮孔样突起
  - 支根断落处常有黑褐色胶状物

木香*
- 来源：菊科—根
- 产地：云南
- 性状特征：切面棕黄色至棕褐色，中部有明显菊花心状的放射纹理，形成层环棕色，褐色油点（油室）散在

白术* 与苍术*

异同点		白术	苍术
同	科名及药用部位	菊科—根茎	
异	产地	浙江	—
	性状鉴别	不规则的肥厚团块 顶端有残留茎基和芽痕	不规则连珠状或结节状圆柱形 顶端具茎痕或残留的茎基
		断面有棕黄色的点状油室散在；烘干者断面角质样，色较深或有裂隙	断面散有多数橙黄色或棕红色油室“朱砂点”，暴露稍久，可析出白色细针状结晶“起霜”
		气清香，味甘、微辛，嚼之略带黏性	气香特异，味微甘、辛、苦

香附*
- 来源：莎草科—根茎
- 产地加工：置沸水中略煮或蒸透后晒干
- 性状特征：
  - 呈纺锤形
  - 表面有隆起的环节，节上有未除净的棕色毛须及须根断痕
  - 经蒸煮者断面黄棕色或红棕色，角质样
  - 生晒者断面色白而显粉性，内皮层环纹明显

天南星*
- 来源：天南星科—块茎
- 性状特征
  - 扁球形
  - 表面较光滑，顶端有凹陷的茎痕，周围有麻点状根痕，有的块茎周边具小扁球状侧芽
  - 气微辛，味麻辣

半夏*
- 来源：天南星科—块茎
- 产地：四川
- 性状特征
  - 类球形
  - 顶端有凹陷的茎痕，周围密布麻点状根痕；下面钝圆，较光滑
  - 质坚实，断面洁白，富粉性
  - 气微，味辛辣、麻舌而刺喉

百部*
- 来源：百部科—块根
- 采收加工：置沸水中略烫或蒸至无白心

川贝母* 与浙贝母*

异同点	川贝母			浙贝母	
加工品	松贝	青贝	炉贝	大贝	珠贝
同	百合科—鳞茎				
异	四川			浙江	
	呈类圆锥形或近球形	类扁球形	长圆锥形	新月形	扁球形
	外层鳞叶2瓣，大小悬殊，大瓣紧抱小瓣，未抱部分呈新月形，习称“怀中抱月”；顶部闭合，内有类圆柱形、顶端稍尖的心芽和小鳞叶1~2枚；先端钝圆或稍尖，底部平，微凹入	外层鳞叶2瓣，大小相近，相对抱合，顶端开裂，内有心芽和小鳞叶2~3枚及细圆柱形的残茎	表面类白色或浅棕黄色，有的具棕色斑点（“虎皮斑”）。外层鳞叶2瓣，大小相近，相对抱合	被有白色粉末	外层鳞叶2瓣，肥厚，略呈肾形，互相抱合，内有小鳞叶2~3枚及干缩的残茎

黄精*
- 来源：百合科—根茎
- 采收加工：置沸水中略烫或蒸至透心

玉竹
- 来源：百合科—根茎
- 性状特征
  - 表面有白色圆点状须根痕和圆盘状茎痕
  - 断面角质样或显颗粒性

土茯苓
- 来源：百合科—根茎
- 性状特征
  - 切面类白色至淡红棕色，粉性，可见点状维管束及多数小亮点
  - 质略韧，折断时有粉尘飞扬，以水湿润后有黏滑感

麦冬*、天冬与山麦冬

异同点	天冬	麦冬	山麦冬
同	百合科-块根		
异	置沸水中煮或蒸至透心	反复暴晒、堆置	
	呈长纺锤形	呈纺锤形	呈纺锤形
	质硬或柔润，黏性，断面角质样，中柱黄白色	质柔韧，断面黄白色，半透明，中柱细小	质柔软，干后质硬脆，断面角质样，中柱细小
	气微，味甜、微苦	气微香，味甘、微苦	气微，味甜，嚼之发黏

知母*
- 来源：百合科—根茎
- 性状特征
  - 长条状，一端有浅黄色的茎叶残痕（“金包头”）
  - 表面黄棕色至棕色具紧密排列的环状节，下面有凹陷或突起的点状根痕
  - 气微，味微甜、略苦，嚼之带黏性

山药*
- 来源：薯蓣科—根茎
- 产地：河南
- 性状特征气微，味淡，微酸，嚼之发黏

莪术*、姜黄*与郁金*

异同点	莪术	姜黄	郁金
同	姜科-根茎		姜科-块根
	蒸或煮至透心		
异	断面灰褐色至蓝褐色，蜡样，附有灰棕色粉末	断面棕黄色至金黄色，角质样，有蜡样光泽	横断面灰棕色，角质样
	气微香，味微苦而辛	气香特异，味苦、辛	气微香，味微苦

天麻*
- 来源：兰科—块茎
- 产地：四川
- 采收加工：蒸透心
- 性状特征
  - 表面黄白色至淡黄棕色，有纵皱纹及由点状突起（潜伏芽）排列而成的横环纹多轮，有时可见鳞叶或棕褐色菌索
  - 顶端有红棕色至深棕色鹦嘴状的芽苞或残留茎基
  - 底部有圆脐形疤痕

白及*
- 来源：兰科—块茎
- 采收加工：置沸水中煮或蒸至无白心

二、茎木类

槲寄生* 与桑寄生

异同点	槲寄生	桑寄生
同	桑寄生科—带叶茎枝	
	呈圆柱形	
异	表面黄绿色、金黄色或黄棕色 节膨大 髓部常偏向一边	表面红褐色或灰褐色，有小突起的棕色皮孔 嫩枝有的可见棕褐色茸毛
	气微，味微苦，嚼之有黏性	气微，味涩

大血藤* 与鸡血藤*

异同点	大血藤	鸡血藤
同	藤茎	
异	木通科	豆科
	圆柱形	椭圆形、长矩圆形或不规则的斜切片
	表面灰棕色，粗糙，外皮常呈鳞片状剥落，有的可见膨大的节及略凹陷的枝痕或叶痕	栓皮灰棕色，有的可见灰白色斑块，栓皮脱落处显红棕色
	断面皮部红棕色，有数处向内嵌入木部，有多数细孔状导管，射线呈放射状排列	韧皮部有树脂状分泌物呈红棕色至黑棕色，与木部相间排列呈数个同心性椭圆形环或偏心性半圆形环；髓部偏向一侧
	气微，味微涩	气微，味涩

降香* 与沉香*

不同点	降香	沉香
来源	豆科—心材	瑞香科—含有树脂的木材
性状鉴别	呈类圆柱形或不规则块状	呈不规则块状、片状或盔帽状
	表面紫红色或红褐色，切面有致密的纹理	表面有刀削痕，偶有孔洞，可见黑褐色树脂与黄白色木部相间的斑纹、孔洞及凹窝。表面多呈朽木状
	质硬，有油性	断面刺状
	气微香，味微苦	气芳香，味苦 燃烧时有油渗出，并有浓烟

苏木*
- 来源：豆科—心材
- 性状特征
  - 长圆柱形或对剖半圆柱形
  - 断面略具光泽，年轮明显，有的可见暗棕色、质松、带亮星的髓部

通草*
- 来源：五加科—茎髓
- 性状特征
  - 断面平坦，显银白色光泽，中部有空心或半透明圆形的薄膜
  - 纵剖面薄膜呈梯状排列

钩藤*
- 来源：茜草科—带钩茎枝
- 性状特征
  - 茎枝呈圆柱形或类方柱形
  - 表面光滑无毛
  - 多数枝节上对生两个向下弯曲的钩（不育花序梗），或仅一侧有钩，另一侧为突起的疤痕；钩基部的枝上可见叶柄脱落后的窝点状痕迹和环状托叶痕
  - 断面黄棕色，皮部纤维性，髓部黄白色或中空

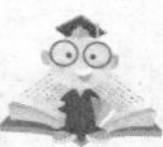

三、皮类

- 折断面
  - 平坦状——牡丹皮
  - 颗粒状——肉桂
  - 纤维状——合欢皮
  - 层状——黄柏
  - 特殊
    - 外层较平坦或颗粒状，内层显纤维状——厚朴
    - 折断时有胶质丝状物相连——杜仲
    - 折断时有粉尘——白鲜皮

- 桑白皮*
  - 来源：桑科—根皮
  - 性状特征
    - 扭曲的卷筒状、槽状或板片
    - 体轻，质韧，纤维性强，难折断，易纵向撕裂，撕裂时有粉尘飞扬

- 牡丹皮*
  - 来源：毛茛科—根皮
  - 性状特征
    - 呈筒状或半筒状
    - 外表面有多数横长皮孔样突起及细根痕
    - 内表面有明显的细纵纹，常见发亮的结晶
    - 断面较平坦，淡粉红色，粉性

- 厚朴*
  - 来源：木兰科—干皮、根皮和枝皮
  - 产地：四川
  - 采收加工：发汗
  - 性状特征
    - 呈卷筒状或双卷筒状，习称“筒朴”
    - 近根部干皮一端展开如喇叭口习称“靴筒朴”
    - 外表面有明显的椭圆形皮孔和纵皱纹
    - 内表面具细密纵纹，划之显油痕
    - 不易折断，断面颗粒性，内层有油性，有的可见多数小亮星
    - 气香，味辛辣、微苦

- 肉桂*
  - 来源：樟科—树皮
  - 加工品：桂通（官桂）；企边桂；板桂；桂碎
  - 性状特征
    - 呈槽状或卷筒状
    - 外表面有不规则的细皱纹及横向突起的皮孔
    - 内表面有细纵纹，划之显油痕
    - 易折断，断面不平坦，内层红棕色而油润，两层中间有 1 条黄棕色的线纹
    - 气香浓烈，味甜、辣
- 杜仲*
  - 来源：杜仲科—树皮
  - 采收加工：发汗
  - 性状特征
    - 呈板片状或两边稍向内卷
    - 外表面明显的皱纹或纵裂槽纹，可见明显的斜方形皮孔
    - 断面有细密、银白色、富弹性的橡胶丝相连
- 合欢皮
  - 来源：豆科—树皮
  - 性状特征
    - 卷曲筒状或半筒状
    - 外表面生明显的椭圆形横向皮孔
    - 易折断，断面呈纤维性片状
    - 气微香，味淡、微涩、稍刺舌，而后喉头有不适感
- 黄柏*
  - 来源：芸香科—树皮
  - 性状特征
    - 呈板片状或浅槽状
    - 外表面黄棕色或黄褐色，平坦或具纵沟纹
    - 内表面具细密的纵棱纹
    - 断面纤维性，呈裂片状分层，深黄色
    - 气微，味极苦，嚼之有黏性

白鲜皮*
- 来源：芸香科—根皮
- 性状特征
  - 卷筒状
  - 外表面有突起的颗粒状小点
  - 折断时有粉尘飞扬，断面不平坦，略呈层片状，剥去外层，迎光可见有闪烁的小亮点
  - 有羊膻气，味微苦

秦皮*、香加皮*与地骨皮*

不同点	秦皮	香加皮	地骨皮
来源	木犀科—枝皮或干皮	萝藦科—根皮	茄科—根皮
性状鉴别	卷筒状或槽状		筒状或槽状
	①外表面有灰白色圆点状 ②皮孔及细斜皱纹 ③断面纤维性	①外表面灰棕色或黄棕色栓皮松软呈鳞片状 ②断面不整齐	①外表面有不规则纵裂纹 ②断面不平坦外层黄棕色，内层灰白色

四、叶类中药

侧柏叶*
- 来源：柏科—枝梢及叶
- 性状特征：叶细小鳞片状，交互对生，贴伏于枝上，深绿色或黄绿色

淫羊藿*
- 来源：小檗科—叶
- 性状特征
  - 三出复叶，小叶片卵圆形，顶生小叶，偏心形
  - 基部有稀疏细长毛，细脉两面突起

大青叶*与蓼大青叶*

异同点	大青叶	蓼大青叶
同	叶	

续表

异同点	大青叶	蓼大青叶
异	十字花科	蓼科
	完整叶片展平后呈长椭圆形至长圆状倒披针形	完整者展平后呈椭圆形
	上表面暗灰绿色，有的可见色较深稍突起的小点，基部狭窄下延至叶柄成翼状	蓝绿或蓝黑色 叶脉浅黄棕色，下表面略突起，叶柄扁平，偶带膜质托叶鞘
	气微，味微酸、苦、涩	气微，味微涩而稍苦

枇杷叶
- 来源：蔷薇科—叶
- 性状特征
  - 长椭圆形或倒卵形，边缘上部有疏锯齿
  - 下表面密被黄色绒毛，主脉于下表面显著突起，侧脉羽状

番泻叶*
- 来源：豆科—小叶
- 性状特征
  - 长卵形或卵状披针形，叶端急尖，叶基稍不对称
  - 上表面黄绿色，下表面浅黄绿色，无毛或近无毛，叶脉稍隆起
  - 气微弱而特异，味微苦，稍有黏性

罗布*麻叶
- 来源：夹竹桃科—叶
- 性状特征：完整叶片展平后呈椭圆状披针形或卵圆状披针形，先端钝，有小芒尖，边缘具细齿，常反卷，两面无毛

紫苏叶*
- 来源：唇形科—叶（或带嫩枝）
- 性状特征：完整的叶展平后呈卵圆形，先端长尖或急尖，基部圆形或宽楔形，边缘具圆锯齿，下表面疏生灰白色毛，有多数凹点状的腺鳞

艾叶*
- 来源：菊科—叶
- 性状特征
  - 完整叶片展平后呈卵状椭圆形，羽状深裂，裂片椭圆状披针形边缘有不规则的粗锯齿
  - 上表面有稀疏的柔毛和腺点，下表面密生灰白色绒毛

五、花类中药

辛夷*
- 来源：木兰科—花蕾
- 性状特征
  - 长卵形，似毛笔头
  - 外表面密被灰白色或灰绿色有光泽的长茸毛
  - 气芳香，味辛凉而稍苦

槐花*
- 来源：豆科—花及花蕾
- 性状特征：花萼钟状，黄绿色

丁香*
- 来源：桃金娘科—花蕾
- 性状特征
  - 研棒状，花瓣覆瓦状抱合
  - 搓碎后可见众多黄色细粒状的花药
  - 质坚实，富油性
  - 气芳香浓烈，味辛辣、有麻舌感

金银花*与山银花

异同点	金银花	山银花
同	忍冬科—花蕾或带初开的花	
异	棒状	棒状而稍弯曲
	表面黄白色或绿白色（贮久色渐深），密被短柔毛	表面绿棕色至黄白色开放者花冠裂片不及全长之半，手捏之稍有弹性
	气清香，味淡、微苦	气清香，味微苦甘

款冬花*
- 来源：菊科—花蕾
- 性状特征
  - 长圆棒状，常单生或基部连生
  - 苞片外表面紫红色或淡红色，内表面密被白色絮状茸毛
  - 体轻，撕开后可见白色茸毛

菊花*

项目	菊花				
加工品	亳菊	滁菊	贡菊	杭菊	怀菊
来源	菊科—头状花序				
性状鉴别	倒圆锥形或圆筒形	不规则球形或扁球形	扁球形或不规则球形	碟形或扁球形	不规则球形或扁球形
	散生金黄色腺点	淡褐色腺点	—	—	可见腺点

红花* 与西红花*

不同点	红花	西红花
来源	菊科—花	鸢尾科—柱头
性状鉴别	不带子房的管状花，表面黄色或红色。花冠筒细长	线形，三分枝，顶端边缘显不整齐的齿状，内侧有一短裂隙，下端有时残留一小段黄色花柱
	气微香，味微苦	体轻，质松软，无油润光泽气特异，微有刺激性，味微苦

续表

不同点	红花	西红花
鉴定方法	—	浸水中，可见橙黄色成直线下降，并逐渐扩散，水被染成黄色，无沉淀。柱头呈喇叭状，有短缝；在短时间内，用针拨之不破碎

六、果实及种子类

地肤子
- 来源：藜科—成熟果实
- 性状特征
  - 扁球状五角星形
  - 表面灰绿色或浅棕色，周围具膜质，背面中心有微突起的点状果梗痕
  - 种子扁卵形

五味子* 与南五味子

异同点	五味子	南五味子
同	木兰科—成熟果实	
异	不规则的球形或扁球形	球形或扁球形
	表面红色、紫红色或暗红色，显油润，有的表面呈黑红色或出现“白霜”	表面棕红色至暗棕色，干瘪，果肉常贴于种子上
	种子肾形，果肉气微，味酸	种子肾形，有光泽。果肉气微，味微酸

葶苈子*
- 来源：十字花科—成熟种子
- 性状特征
  - 长圆形
  - 表面棕色或红棕色，具纵沟2条，其中1条较明显，种脐类白色
  - 气微，味微辛、苦，略带黏性

木瓜*
- 来源：蔷薇科—近成熟的果实
- 产地：安徽
- 采收加工：置沸水中烫至外皮灰白色
- 性状特征
  - 长圆形，多纵剖成两半
  - 外表面紫红色或红棕色，果肉红棕色
  - 种子扁长三角形
  - 气微清香，味酸

山楂*
- 来源：蔷薇科—成熟果实
- 性状特征
  - 圆形片
  - 外皮红色，有灰白小斑点，中部横切片具5粒浅黄色果核
  - 气微清香，味酸、微甜

苦杏仁* 与桃仁*

异同点	苦杏仁	桃仁
同	蔷薇科—成熟种子	
异	扁心形	扁长卵形
	表面黄棕色至深棕色，肥厚，尖端一侧有短线形种脐，圆端合点处向上具多数深棕色的脉纹	表面黄棕色至红棕色，密布颗粒状突起，中部膨大，尖端一侧有短线形种脐，圆端有颜色略深不甚明显的合点
	子叶乳白色，富油性	子叶类白色，富油性

乌梅
- 来源：蔷薇科—近成熟果实
- 性状特征
  - 类球形或扁球形
  - 表面乌黑色或棕黑色，果核坚硬，椭圆形，表面有凹点
  - 种子扁卵形
  - 气微，味极酸

金樱子*
- 来源：蔷薇科—成熟果实
- 性状特征
  - 倒卵形
  - 表面红黄色或红棕色，有突起的棕色小点
  - 小瘦果，内壁及瘦果均有淡黄色绒毛

沙苑子*
- 来源：豆科—成熟种子
- 性状特征
  - 圆肾形而稍扁
  - 表面绿褐色至灰褐色，一侧凹入处具圆形种脐
  - 味淡，嚼之有豆腥味

决明子*
- 来源：豆科—成熟种子
- 性状特征
  - 菱状方形或短圆柱形
  - 表面绿棕色或暗棕色，平滑有光泽，背腹面各有一条突起的棱线，棱线两侧各有 1 条斜向对称而色较浅的线形凹纹
  - 子叶呈“S”形折曲并重叠

补骨脂*
- 来源：豆科—成熟果实
- 性状特征
  - 肾形，略扁
  - 表面黑色、黑褐色或灰褐色，具细微网状皱纹。顶端圆钝，有一小突起
  - 气香，味辛、微苦

枳壳*
- 来源：芸香科—未成熟果实
- 性状特征
  - 半球形
  - 外果皮棕褐色至褐色，有颗粒状突起，突起的顶端有凹点状油室
  - 有瓤囊

吴茱萸*
- 来源：芸香科—将近成熟果实
- 性状特征
  - 球形或略呈五角状扁球形
  - 表面暗黄绿色至褐色，点状突起或凹下的油点
  - 气芳香浓郁，味辛辣而苦

巴豆*
- 来源：大戟科—成熟果实
- 性状特征
  - 卵圆形，具三棱
  - 表面灰黄色或稍深，破开果壳，可见 3 室，每室含种子 1 粒
  - 种子呈略扁的椭圆形，有小点状的种脐及种阜的疤痕，另端有微凹的合点，其间有隆起的种脊，内种皮呈白色薄膜
  - 气微，味辛辣

酸枣仁*
- 来源：鼠李科—成熟种子
- 性状特征
  - 扁圆形或扁椭圆形
  - 表面紫红色或紫褐色，平滑有光泽，有的两面均呈圆隆状突起，中央有 1 条隆起的线纹一端凹陷，可见线形种脐，另一端有细小突起的合点

小茴香*
- 来源：伞形科—成熟果实
- 性状特征
  - 双悬果，呈圆柱形
  - 表面黄绿色或淡黄色，背面有纵棱 5 条，接合面平坦而较宽，横切面略呈五边形，背面的四边约等长
  - 特异香气，味微甜、辛

蛇床子
- 来源：伞形科—成熟果实
- 性状特征
  - 双悬果，呈椭圆形
  - 表面灰黄色或灰褐色，顶端有 2 枚向外弯曲的柱基，分果的背面有薄而突起的纵棱 5 条
  - 气香，味辛凉，有麻舌感

山茱萸*
- 来源：山茱萸科—成熟果肉
- 性状特征
  - 不规则的片状或囊状
  - 表面紫红色至紫黑色
  - 气微，味酸、涩、微苦

连翘*
- 来源：木犀科—果实
- 采收加工：蒸熟
- 性状特征
  - 长卵形或卵圆形
  - 表面有不规则纵皱纹和多数突起的小斑点，两面各有 1 条明显的纵沟
  - 气微香，味苦

女贞子*
- 来源：木犀科—成熟果实
- 性状特征
  - 卵形、椭圆形或肾形
  - 表面黑紫色或灰黑色，种子通常为 1 粒，肾形，紫黑色，油性

马钱子*
- 来源：马钱科—成熟种子
- 性状特征
  - 纽扣状圆板形
  - 表面密被灰棕或灰绿色绢状茸毛，有丝样光泽，底面中心有突起的圆点状种脐，平行剖面可见淡黄白色胚乳
  - 气微，味极苦

菟丝子*
- 来源：旋花科—成熟种子
- 性状特征
  - 类球形
  - 表面灰棕色或黄棕色，种脐线形或扁圆形
  - 质坚实，不易以指甲压碎

牵牛子*
- 来源：旋花科—成熟种子
- 性状特征
  - 似橘瓣状
  - 表面灰黑色或淡黄白色，腹面棱线的下端有一点状种脐，横切面可见淡黄色或黄绿色皱缩折叠的子叶
  - 加水浸泡后种皮呈龟裂状，手捻有明显的黏滑感

枸杞子*
- 来源：茄科—成熟果实
- 产地：宁夏
- 性状特征
  - 类纺锤形或椭圆形
  - 表面红色或暗红色，果肉肉质，柔润
  - 种子类肾形，扁而翘

栀子*
- 来源：茜草科—成熟果实
- 采收加工：蒸至上气或置沸水中略烫
- 性状特征
  - 长卵圆形或椭圆形
  - 表面红黄色或棕红色，具 6 条翅状纵棱，棱间常有 1 条明显的纵脉纹，内表面有假隔膜
  - 种子扁卵圆形，集结成团，表面密具细小疣状突起
  - 气微，味微酸而苦

瓜蒌*
- 来源：葫芦科—成熟果实
- 性状特征
  - 类球形或宽椭圆形
  - 表面橙红色或橙黄色，内表面有红黄色丝络，果瓤橙黄色，黏稠
  - 具焦糖气，味微酸、甜

牛蒡子
- 来源：菊科—成熟果实
- 性状特征
  - 长倒卵形
  - 表面灰褐色，带紫黑色斑点
  - 气微，味苦后微辛而稍麻舌

薏苡仁*
- 来源：禾本科—成熟种仁
- 性状特征
  - 宽卵形或长椭圆形
  - 表面乳白色，光滑，背面圆凸，腹面有一条较宽而深的纵沟
  - 断面白色，粉性

槟榔*
- 来源：棕榈科—成熟种子
- 采收加工：水煮后干燥
- 性状特征
  - 扁球形或圆锥形
  - 表面淡黄棕色或淡红棕色，具稍凹下的网状沟纹，底部中心有圆形凹陷的珠孔，其旁有一明显疤痕状种脐
  - 断面可见棕色种皮与白色胚乳相间的大理石样花纹

砂仁*
- 来源：姜科—成熟果实
- 性状特征
  - 椭圆形或卵圆形
  - 表面棕褐色，密生刺状突起
  - 种子具三钝棱，中有白色隔膜
  - 气芳香而浓烈，味辛凉、微苦

草果*
- 来源：姜科—成熟果实
- 性状特征
  - 长椭圆形，具三钝棱
  - 表面灰棕色至红棕色
  - 种子呈圆锥状多面体，外被灰白色膜质的假种皮，种脊为一条纵沟
  - 有特异香气，味辛、微苦

豆蔻*
- 来源：姜科—成熟果实
- 性状特征
  - 类球形
  - 表面黄白色至淡黄棕色，两端均具浅棕色绒毛
  - 种子呈不规则多面体
  - 气芳香，味辛凉略似樟脑

益智*
- 来源：姜科—成熟果实
- 性状特征
  - 椭圆形，两端略尖
  - 表面棕色或灰棕色，有纵向凹凸不平的突起棱线
  - 种子呈不规则的扁圆形
  - 有特异香气，味辛，微苦

七、全草类

麻黄*
- 来源：麻黄科—草质茎
- 性状特征
  - 细长圆柱形
  - 表面淡绿色至黄绿色，触之微有粗糙感，节上有膜质鳞叶
  - 断面略呈纤维性，周边绿黄色，髓部红棕色，近圆形
  - 气微香，味涩、微苦

鱼腥草
- 来源：三白草科—新鲜全草或干燥地上部分
- 性状特征
  - 茎呈圆柱形，节明显，下部节上生有须根，无毛或被疏毛
  - 叶互生，叶片心形，上表面绿色，密生腺点，下表面常紫红色，穗状花序顶生
  - 具鱼腥气，味涩

紫花*地丁
- 来源：堇菜科—全草
- 性状特征
  - 叶基生，展平后叶片呈披针形或卵状披针形，基部截形或稍心形，边缘具钝锯齿，两面有毛。蒴果椭圆形
  - 气微，味微苦而稍黏

金钱草*与广金钱草*

不同点	金钱草	广金钱草
来源	报春花科—全草	豆科—地上部分
产地	四川	广东
性状鉴别	无毛或被疏柔毛，茎扭曲有纵纹，断面实心	茎呈圆柱形密被黄色伸展的短柔毛
	①叶对生，展平后呈宽卵形或心形 ②用水浸后，对光透视可见黑色或褐色条纹	①叶互生，基部心形或钝圆 ②上表面黄绿色或灰绿色，无毛，下表面具灰白色紧贴的绒毛

广藿香
- 来源：唇形科—地上部分
- 性状特征
  - 茎略呈方柱形，表面被柔毛，断面中部有髓
  - 展平后叶片呈卵形或椭圆形，两面均被灰白色茸毛，边缘具大小不规则的钝齿
  - 气香特异，味微苦

荆芥*
- 来源：唇形科—地上部分
- 性状特征
  - 茎方柱形，表面淡黄绿色或淡紫红色，被短柔毛
  - 叶对生，穗状轮伞花序顶生
  - 小坚果矩圆状三棱形
  - 气芳香，味微涩而辛凉

益母草*
- 来源：唇形科—新鲜或干燥地上部分
- 性状特征
  - 茎呈方柱形，表面青绿色，断面中部有髓
  - 叶交互对生，裂片全缘或具少数锯齿

薄荷
- 来源：唇形科—地上部分
- 性状特征
  - 茎呈方柱形，表面紫棕色或淡绿色，棱角处具茸毛
  - 叶完整者展平后呈宽披针形、长椭圆形或卵形，上表面深绿色，下表面灰绿色，稀被茸毛，有凹点状腺鳞，轮伞花序腋生
  - 揉搓后有特殊清凉香气，味辛凉

半枝莲*
- 来源：唇形科—全草
- 性状特征
  - 茎方柱形
  - 叶展平后呈三角状卵形或披针形，全缘或有少数不明显的钝齿
  - 花单生于茎枝上部叶腋

香薷
- 来源：唇形科—地上部分
- 性状特征
  - 全体密被白色茸毛
  - 茎方柱形，节明显
  - 叶对生，叶片展平后呈长卵形或披针形，穗状花序顶生及腋生
  - 清香而浓，味微辛而凉

肉苁蓉*
- 来源：列当科—带鳞叶的肉质茎
- 性状特征
  - 扁圆柱形
  - 表面棕褐色或灰棕色，密被覆瓦状排列的肉质鳞叶
  - 断面棕褐色，有淡棕色点状维管束，排列成波状环纹

穿心莲*
- 来源：爵床科—地上部分
- 性状特征
  - 茎呈方柱形，节稍膨大
  - 单叶对生，完整者展开后呈披针形或卵状披针形，两面光滑
  - 气微，味极苦

车前草
- 来源：车前科—全草
- 性状特征
  - 根丛生，叶基生，展平后呈卵状椭圆形或宽卵形，全缘或有不规则波状浅齿
  - 穗状花序数条，蒴果

茵陈*
- 来源：菊科—地上部分
- 性状特征
  - 全体密被白色茸毛，绵软如绒
  - 小裂片卵形或稍呈倒披针形、条形，先端尖锐

青蒿*
- 来源：菊科—地上部分
- 性状特征
  - 茎呈圆柱形，表面黄绿色或棕黄色
  - 叶互生，完整者展平后为三回羽状深裂，两面被短毛

大蓟*
- 来源：菊科—地上部分
- 性状特征
  - 茎呈圆柱形，表面被丝状毛
  - 完整叶片展平后呈倒披针形或倒卵状椭圆形，羽状深裂，边缘具不等长的针刺，两面均具灰白色丝状毛
  - 头状花序顶生

蒲公英
- 来源：菊科—全草
- 性状特征
  - 根呈圆锥形，根头部有棕褐色或黄白色的茸毛
  - 完整叶片呈倒披针形，顶生头状花序，有的可见多数具白色冠毛的长椭圆形瘦果

淡竹叶*
- 来源：禾本科—茎叶
- 性状特征
  - 茎呈圆柱形，断面中空
  - 叶片披针形，叶脉平行，形成长方形的网格状

八、藻、菌、地衣类中药

海藻*
- 来源：马尾藻科—藻体
- 性状特征
  - 皱缩卷曲，黑褐色，有的被白霜，侧枝自主枝叶腋生出，具短小的刺状突起，初生叶披针形或倒卵形，全缘或具粗锯齿，气囊黑褐色，球形或卵圆形
  - 潮润时柔软；水浸后膨胀，肉质，黏滑

冬虫夏草*来源于麦角菌科真菌冬虫夏草寄生在蝙蝠蛾科昆虫幼虫上的子座及幼虫尸体的复合体。

灵芝* 来源于多孔菌科赤芝或紫芝的干燥子实体。

茯苓* 与猪苓*

异同点		茯苓	猪苓
同	来源	多孔菌科—菌核	
异	采收加工	发汗	—
	性状鉴别	类球形、椭圆形、扁圆形或不规则团块	条形、类圆形或扁块状
		①外皮棕褐色至黑褐色 ②断面颗粒性，有的中间抱有松根（习称茯神）	①表面黑色、灰黑色或棕黑色，皱缩或有瘤状突起 ②断面类白色或黄白色略呈颗粒状
		气微，味淡，嚼之黏牙	气微，味淡

九、树脂类中药

乳香*
- 来源：橄榄科—树皮切伤后渗出的树脂
- 性状特征
  - 长卵形滴乳状、类圆形颗粒或黏合成大小不等的不规则块状物
  - 半透明，被有黄白色粉末，破碎面有玻璃样或蜡样光泽

没药*
- 来源：橄榄科—树干皮部渗出的树脂
- 性状特征
  - 不规则颗粒性团块，近半透明被有黄色粉，破碎面不整齐，无光泽
  - 有特异气香，味苦而微辛

血竭*
- 来源：棕榈科—果实渗出的树脂经加工制成
- 性状特征
  - 类圆四方形或方砖形，表面暗红色，有光泽，手触之易黏染
  - 破碎面红色。在水中不溶，在热水中软化

十、其他类中药

海金沙*
- 来源：海金沙科—成熟孢子
- 性状特征
  - 粉末状，手捻有光滑感，置手中易由指缝滑落
  - 将其粉末撒在水中则浮于水面，加热始逐渐下沉
  - 将其少量撒于火上，即发出轻微爆鸣及明亮的火焰

青黛*与冰片*

药材	性状鉴别
青黛	深蓝色的粉末，体轻，易飞扬；或呈不规则多孔性的团块、颗粒，用手搓捻即成细末，微有草腥气 取药材少量，用微火灼烧，有紫红色烟雾发生
冰片	为无色透明或白色半透明的片状松脆结晶 气清香，味辛、凉。具浓烟，并有带光的火焰

高频考点速记

一、根及根茎类

1. 切面有多数黄白色维管束排列成数同心环的饮片是：川牛膝。

2. 太子参原植物所属的科是：石竹科。

3. 苦参原植物所属的科是：豆科。

4. 表面具“砂眼”，根头有“珍珠盘”的药材是：银柴胡。

5. 具有“蚯蚓头”，横切面有“菊花心”的药材是：防风。

6. 巴戟天原植物所属的科是：茜草科。

7. 表面黄棕色或黑褐色，密被排列整齐的叶柄残基及

鳞片；叶柄残基断面有黄白色维管束 5~13 个环列的药材是：绵马贯众。

8. 表面黄白色或淡棕黄色，质松泡，气微，味微甘的药材是：南沙参。

9. 对比记忆

（1）呈不规则长条形或圆形，切片近边缘 1~4mm 处有 1 条黄色隆起的药材为：狗脊。

（2）呈不规则的厚片，横切面有黄白色维管束小点的药材为：绵马贯众。

10. 对比记忆

（1）甘草药材横切面显：菊花心。

（2）防己药材横切面显：车轮纹。

（3）何首乌药材横切面显：云锦状花纹。

11. 对比记忆

（1）切面粉白色或粉红色，皮部窄，木部放射状纹理明显的饮片是：赤芍。

（2）切面近边缘有 1 条棕黄色隆起的木质部环纹或条纹，外表偶有金黄色绒毛残留的饮片是：狗脊。

（3）纵切片呈蝴蝶状，切面灰白色或黄白色，散有黄棕色小油点的饮片是：川芎。

12. 对比记忆

（1）黄芩的主产地是：河北。

（2）三七的主产地是：云南。

（3）山药的主产地是：河南。

（4）玄参的主产地是：浙江。

（5）牛膝的主产地是：河南。

（6）当归的主产地是：甘肃。

（7）人参的主产地是：吉林。

（8）木香的主产地是：云南。

（9）白术的主产地是：浙江。

13. 对比记忆

（1）切面白色或灰白色，具粉性，皮部散有多数棕色油点，气芳香，味辛，微苦的饮片是：白芷。

（2）切面粉白色或粉红色，皮部窄，木部放射状纹理明显，具有裂隙，气微香，味微苦、酸涩的饮片是：赤芍。

（3）切面黄白色或白色，质脆，气辛香，味辛辣、麻舌的饮片是：细辛。

14. 具有“怀中抱月”性状特征的药材是：松贝。

15. 组织结构中有树脂道的药材有：①人参；②三七；③西洋参。

16. 板蓝根的药材性状特征主要有：①呈圆柱形，稍弯曲；②根头略膨大，可见暗绿色或暗棕色轮状排列的叶柄残基；③表面淡灰色或淡棕色，有纵皱纹；④气微，味微甜后苦涩。

17. 药用部位为干燥块根的药材有：①何首乌；②天冬。

18. 某男，60 岁，患有风湿关节炎 10 年，症见肌肉、关节疼痛，僵硬畸形，屈伸不利，腰膝酸软，畏寒乏力。中医诊为尪痹，证属肝肾不足、风湿痹阻。处以尪痹颗粒，其药物组成为熟地黄、地黄、续断、淫羊藿、骨碎补、狗脊、羊骨、附子（黑顺片）等。

（1）处方中，按照道地药材划分，地黄归属为：怀药。

（2）处方中，将附子炮制加工为“黑顺片”时，所用的辅料是：胆巴。

（3）附子在炮制过程中，乌头碱发生的主要化学反应是：水解反应。

19. 患者，男，50 岁。患消渴病 5 年，症见腰膝酸软、头晕耳鸣、骨蒸潮热、盗汗遗精、消渴。中医辨为肾阴虚证处以六味地黄汤，药用：熟地黄 24g，酒萸肉 12g，山药 12g，泽泻 9g，牡丹皮 9g，茯苓 9g。7 剂每日 1 剂，水煎服。

（1）根据患者的病情，处方中山药的炮制方法是：切制。

（2）药师调配复核时，其中呈圆形或椭圆形厚片，切面黄白色至淡黄色，粉性，气微，味微苦的饮片是：泽泻。

（3）患者服完 7 剂后即来就诊，自诉消渴等症状有所缓解，并云：因长期出差而不便服汤剂，希望服用组成与功效相同的成药。鉴此，医师根据病情，建议其服以六味地黄丸汤方制成的成药，不适宜的剂型是：小蜜丸。

（4）针对其病证，该方的主要药理作用是：降血糖。

二、茎木类

1. 原植物属于五加科的药材是：通草。

2. 切面韧皮部有红棕色至黑棕色分泌物，与木质部相间排列呈数个同心性椭圆形环或偏心性半圆形环的药材是：鸡血藤。

3. 对比记忆

（1）沉香的原植物属于：瑞香科。

（2）鸡血藤的原植物属于：豆科。

4. 皮部红棕色，有数处嵌入木部的饮片是：大血藤。

5. 茎枝成圆柱形，节膨大，嚼之有黏性的药材是：槲寄生。

三、皮类

1. 气香浓烈，味甜辣的饮片是：肉桂。

2. 原植物属于木兰科的药材是：厚朴。

3. 原植物属于芸香科的是：黄柏。

4. 外表面有的残留橙黄色或棕黄色鳞片状粗皮，纤维性强，难折断，易纵向撕裂的药材是：桑白皮。

5. 外表面淡灰色或灰褐色，断面有细密、银白色、富弹性的橡胶丝相连，气微的药材是：杜仲。

6. 外表面灰白色，有羊膻气的药材是：白鲜皮。

7. 外表面灰棕色至灰褐色，密生棕色或棕红色皮孔，气微香的药材是：合欢皮。

8. 折断面呈平坦状的药材是：牡丹皮。

9. 折断面呈颗粒性的药材是：厚朴。

10. 呈槽状、外层黄棕色，内层灰白色的药材是：地骨皮。

11. 呈板片状，胶丝相连的药材是：杜仲。

12. 外表面粗糙，易成鳞片状剥落；体轻、质脆，易折断，断面不平坦，外层黄棕色，内层灰白色的药材是：地骨皮。

13. 对比记忆

（1）质脆，易折断，折断时有粉尘飞扬；有羊膻气，味微苦的药材是：白鲜皮。

（2）质韧，难折断，易纵向撕裂，撕裂时有粉尘飞扬；气微，味微甘的药材是：桑白皮。

四、叶类

1. 大青叶原植物所属的科是：十字花科。

2. 多皱缩，破碎；完整的叶片展平后，上表面灰绿色，有稀疏柔毛和腺点，下表面密生灰白色绒毛；质柔软；气清香，味苦的药材是：艾叶。

3. 对比记忆

（1）叶细小鳞片状，交互对生，贴伏于枝上，深绿色

或黄绿色的药材是：侧柏叶。

（2）完整叶展平后呈椭圆状披针形，淡绿色或灰绿色，先端有小芒尖，边缘具细齿的药材是：罗布麻叶。

（3）叶表面蓝绿或蓝黑色，偶带膜质托叶鞘的是：蓼大青叶。

（4）上表面呈暗灰绿色，基部渐狭下延至叶柄，成翼状的药材是：大青叶。

4. 番泻叶的性状鉴别特征主要有：①长卵形或卵状披针形；②气微弱而特异；③味微苦，稍有黏性。

五、花类

1. 呈棒状，上粗下细，略弯曲，表面黄白色，密被短柔毛的药材是：金银花。

2. 常单生或2~3个基部连生，苞片外表面紫红色、内表面密被白色絮状茸毛的药材是：款冬花。

3. 对比记忆

（1）丁香的药用部位是：花蕾。

（2）药用部位是干燥柱头的药材是：西红花。

（3）药用部位是干燥花粉的药材是：蒲黄。

4. 菊花按产地和加工方法不同分：①亳菊；②滁菊；③贡菊；④杭菊；⑤怀菊。

5. 红花药材的鉴别特征有：①不带子房的管状花；②花冠筒细长，先端5裂；③表面黄色或白色。

六、果实及种子类

1. 加水浸泡后种皮呈龟裂状，手捻有明显黏滑感的药材是：牵牛子。

2. 五味子的主产地区是：东北。

3. 呈椭圆形，表面棕色或灰棕色，有13~20条纵向断续突起棱线的药材有：益智。

4. 果实为圆柱形双悬果，分果有纵横 5 条的药材是：小茴香。

5. 木瓜的道地产区是：安徽。

6. 种子水浸后种皮显黏性的药材是：葶苈子。

7. 形似橘瓣状，表面灰黑色或淡黄白色，加水浸泡后种皮呈龟裂状的药材是：牵牛子。

8. 略呈菱状方形或短圆柱形，两端平行倾斜的药材是：决明子。

9. 呈扁球状五角星型，外被宿存花被的药材是：地肤子。

10. 呈半球形，外果皮有颗粒状突起的药材是：枳壳。

11. 呈纽扣状圆板形，表面密被灰棕色或灰绿色绢状茸毛，自中间向四周呈辐射状排列的药材是：马钱子。

12. 对比记忆

（1）药用部位是干燥成熟果实的药材是：地肤子。

（2）药用部位是干燥成熟果肉的药材是：山茱萸。

（3）药用部位是干燥幼果的药材是：枳实。

（4）药用部位为干燥成熟种子的药材是：酸枣仁。

（5）药用部位为干燥成熟种仁的药材是：薏苡仁。

13. 对比记忆

（1）类纺锤形或椭圆形，表面红色或暗红色，气微、味甜的药材是：枸杞子。

（2）长椭圆形，具三钝棱，表面灰棕色至红棕色，特异香气，味辛、微苦的药材是：草果。

（3）菱状方形或短圆柱形，两端平行倾斜，表面绿棕色，平滑有光泽，气微，味微苦的药材是：决明子。

14. 栀子药材的性状特征有：①呈长卵圆形或椭圆形，长 1.5~3.5cm，直径 1~1.5cm；②表面红黄色或棕红色，

具6条翅状纵棱；③顶端残存萼片，茎部稍尖，有残留果梗；④种子多数，集结成团，深红色或红黄色。

七、全草类

1. 羽状复叶互生，小叶圆形或矩圆形，上表面无毛，下表面具灰白色紧贴绒毛的药材是：广金钱草。

2. 叶对生，茎方形，表面紫棕色或淡绿色，有特殊清凉香气的药材是：薄荷。

3. 茎呈方柱形，节稍膨大，叶柄短；叶完整者展平后呈披针形或卵状披针形，上表面绿色，下表面灰绿色，两面光滑，味极苦的药材是：穿心莲。

4. 对比记忆

（1）叶基生，披针形；蒴果椭圆形或3裂，种子多数的药材是：紫花地丁。

（2）茎表面密被覆瓦状排列的肉质鳞叶，断面有淡棕色点状维管束排列成波状环纹的药材是：肉苁蓉。

（3）茎呈方柱形，节稍膨大；单叶对生，叶上表面绿色，下表面灰绿色的药材是：穿心莲。

（4）叶片表面淡黄绿色，叶脉平行，具横行小脉，形成长方形网格状的药材是：淡竹叶。

（5）茎方柱形，叶形多种、叶片灰绿色的药材是：益母草。

（6）圆柱形，横行小脉，具长方形网络的药材是：淡竹叶。

（7）长圆柱形，节上有膜质鳞叶的药材是：麻黄。

5. 原植物属于唇形科的有：①益母草；②荆芥；③香薷。

6. 药用部位为干燥地上部分的是：①青蒿；②茵陈；③香薷。

八、树脂类中药

依据树脂的化学组成分类，属于油胶树脂的药材有：①乳香；②没药。

九、其他类

1. 皱缩卷曲，黑褐色，有的披白霜，初生叶披针或倒卵形，气囊球形或卵圆形的药材是：海藻。

2. 对比记忆

（1）呈黄棕色粉末状，置手中易从指缝滑落的药材是：海金沙。

（2）呈深蓝色粉末状，体轻，易飞扬的药材是：青黛。

（3）具挥发性，点燃发生浓烟，并有带光火焰的药材是：冰片。

3. 对比记忆

（1）置火中燃烧时发出爆鸣声且有闪光的药材是：海金沙。

（2）用微火灼烧时发生紫红色烟雾的药材是：青黛。

第二节　动物类中药的鉴别

必备考点提示

1. 重点掌握动物类中药的性状鉴别（经验鉴别术语）。

2. 重点掌握动物类中药的来源。

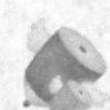

必备考点精编

一、药用部位

1. 动物的干燥整体　水蛭、全蝎、蜈蚣、斑蝥、土鳖虫。

2. 除去内脏的动物体　地龙、蛤蚧、乌梢蛇、蕲蛇、金钱白花蛇。

3. 动物体的某一部分

脏器类：哈蟆油、鸡内金、紫河车。

4. 动物的生理产物

（1）分泌物：如麝香、蟾酥。

（2）排泄物：如五灵脂、蚕砂、夜明砂。

（3）其他生理产物：如蝉蜕、蛇蜕、蜂蜜。

5. 动物的病理产物　珍珠、僵蚕、牛黄、马宝。

6. 动物体某一部分的加工品　阿胶、鹿角胶、龟甲胶、血余炭。

二、性状鉴别

传统经验鉴别方法	内　容
手试法	毛壳麝香手捏有弹性 麝香仁以水润湿，手搓能成团，轻揉即散，不应黏手、染手、顶指或结块
水试法	熊胆仁投于水杯中，即在水面旋转并呈现黄线下降而不扩散 牛黄水液可使指甲染黄，习称“挂甲”
火试法	麝香仁撒于炽热坩埚中灼烧，初则迸裂，随即熔化膨胀起泡，浓香四溢，灰化后呈白色灰烬，无毛、肉焦臭，无火焰或火星

地龙*
- 来源：钜蚓科——干燥体
- 性状特征
  - 长条状薄片
  - 全体具环节，背部棕褐色至紫灰色，腹部浅黄棕色，第14~16环节为生殖带，习称“白颈”，较光亮，刚毛圈粗糙而硬

水蛭*
- 来源：水蛭科—干燥全体
- 性状特征
  - 扁平纺锤形，有多数环节，背部黑褐色或黑棕色
  - 用水浸后，可见黑色斑点排成5条纵线，两端各具一吸盘
  - 断面胶质状

石决明*
- 来源：鲍科—贝壳
- 性状特征：长卵圆形，内面观略呈耳形，表面暗红色，有多数不规则的螺肋和细密生长线，内面光滑，具珍珠样彩色光泽

珍珠*
- 来源：珍珠贝科—受刺激而形成的珍珠
- 性状特征
  - 类球形、卵圆形、长圆形或棒形
  - 表面类白色、浅粉红色、浅黄绿色或浅蓝色，半透明，具特有的彩色光泽，破碎面显层纹

牡蛎*
- 来源：牡蛎科—贝壳
- 性状特征
  - 长片状，背腹缘几平行
  - 壳外面平坦或具数个凹陷，内面瓷白色，壳顶二侧无小齿
  - 断面层状，洁白

海螵蛸*
- 来源：乌贼科—干燥内壳
- 性状特征
  - 呈扁长椭圆形
  - 背面有瓷白色脊状隆起，有不明显的细小疣点状突起，自尾端到中部有细密波状横层纹，角质缘半透明，尾部无骨针
  - 断面粉质，显疏松层纹

全蝎*
- 来源：钳蝎科—干燥体
- 性状特征
  - 头胸部与前腹部呈扁平长椭圆形，后腹部呈尾状，前面有 1 对短小的螯肢及 1 对较长大的钳状脚须，形似蟹螯，背面覆有梯形背甲
  - 末节有锐钩状毒刺，毒刺下方无距

蜈蚣
- 来源：蜈蚣科—干燥体
- 性状特征
  - 扁平长条形，由头部和躯干部组成，全体共 22 个环节
  - 前端两侧有触角一对，躯干部第一背板与头板同色，自第二节起每体节两侧有步足一对，最末一对步足尾状
  - 断面有裂隙
  - 气微腥，并有特殊刺鼻的臭气，味辛、微咸

土鳖虫*
- 来源：鳖蠊科—雌虫干燥体
- 性状特征
  - 扁平卵形，背部紫褐色，有光泽，无翅
  - 腹背板呈覆瓦状排列，头部有丝状触角 1 对，胸部有足 3 对，具细毛和刺

桑螵蛸
- 来源：螳螂科—干燥卵鞘
- 性状特征
  - 呈圆柱形或半球形，由多层膜状薄片叠成
  - 横断面可见外层为海绵状物，内层为许多放射状排列的小室，室内各有一细小椭圆形的卵，有光泽

- 斑蝥*
  - 来源：芫青科—干燥体
  - 性状特征
    - 头及口器向下垂，有较大的复眼及触角各1对
    - 背部具革质鞘翅1对，下面有棕褐色薄膜状透明的内翅2片
    - 胸部有足3对
- 僵蚕*
  - 来源：蚕蛾科—干燥体
  - 性状特征
    - 圆柱形
    - 表面灰黄色，被有白色粉霜状的气生菌丝和分生孢子
    - 断面外层白色，中间有亮棕色或亮黑色的丝腺环4个
- 蜂蜜
  - 性状特征
    - 为半透明、带光泽、浓稠的液体
    - 放久或遇冷渐有白色颗粒状结晶（葡萄糖）析出
    - 气芳香，味极甜
  - 相对密度：应在1.349以上
- 海马
  - 来源：海龙科—干燥体
  - 性状特征
    - 呈扁长形而弯
    - 头略似马头，躯干部七棱形，尾部四棱形体上有瓦楞形节纹并具短棘。习称“马头、蛇尾、瓦楞身”
- 蟾酥*
  - 来源：蟾蜍科—耳后腺及皮肤腺的干燥分泌物
  - 产地加工：忌用铁器
  - 性状特征
    - 扁圆形团块状或片状
    - 气微腥，味初甜而后有持久的麻辣感
    - 粉末嗅之作嚏。断面沾水，即呈乳白色隆起

龟甲* 与鳖甲*

不同点	龟甲	鳖甲
来源	龟科—背甲及腹甲	鳖科—背甲
性状鉴别	①背甲及腹甲由甲桥相连 ②背甲呈长椭圆形拱状外 ③外表面脊棱3条，盾片12块，每块常具紫褐色放射状纹理 ④内表面黄白色至灰白色，有的略带血迹或残肉，称“血板”，“烫板”色稍深，有脱皮的痕迹。两侧残存呈翼状向斜上方弯曲的甲桥	①椭圆形或卵圆形 ②外表面具细网状皱纹和灰黄色或灰白色斑点，中间有一条纵棱，两侧各有左右对称的横凹纹8条 ③内表面中部有突起的脊椎骨两侧有对称的肋骨各8条

蛤*蚧
- 来源：壁虎科—除去内脏的干燥体
- 性状特征
  - 扁片状，头略呈扁三角形，两眼多凹陷成窟窿，无眼睑
  - 口内角质细齿密生于颚的边缘，无异型大齿
  - 吻部半圆形，吻鳞不切鼻孔，与鼻鳞相连
  - 四足均有5趾，趾间仅具蹼迹，足趾底面具吸盘
  - 尾细几与体长相等
  - 全身密被圆形或多角形微有光泽的细鳞

金钱*白花蛇
- 来源：眼镜蛇科—幼蛇除去内脏的干燥体
- 性状特征
  - 圆盘状，头盘在中间，尾细，常纳口中
  - 背部黑色或灰黑色，有白色环纹45~58个，背正中明显突起一条脊棱，脊鳞扩大呈六角形

蕲蛇*
- 来源：蝰科—除去内脏的干燥体
- 性状特征
  - 圆盘状，头呈三角形扁平，吻端向上，习称“翘鼻头”
  - 背部两侧各有“V”形斑纹17~25个，其“V”形的两上端在背中线上相接，习称“方胜纹”
  - 腹部撑开或不撑开，灰白色，鳞片较大，有黑色类圆形的斑点，习称“连珠斑”
  - 尾部骤细，末端有三角形深灰色的角质鳞片1枚，习称“佛指甲”

乌梢蛇*
- 来源：蛇科—除去内脏的干燥体
- 性状鉴别
  - 圆盘状，表面密被菱形鳞片
  - 背鳞行数成双，形成两条纵贯全体的黑线
  - 脊部高耸成屋脊状，俗称“剑脊”
  - 尾部渐细而长，尾下鳞双行

鸡内金
- 来源：干燥沙囊内壁
- 性状特征
  - 不规则皱缩的囊状卷片
  - 表面薄而半透明，具明显的条状波浪形皱纹

麝香*
- 来源：鹿科—成熟雄体香囊中的干燥分泌物
- 性状特征
  - 扁圆形或类椭圆形囊状体
  - 开口面密生灰白色或灰棕色短毛，另一面偶显肌肉纤维，略有弹性，内含颗粒状及粉末状的麝香仁和少量细毛及脱落的内层皮膜（习称“银皮”）
  - 呈不规则圆球形或颗粒状者习称“当门子”

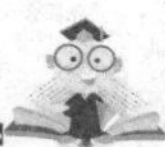

	鹿茸*			
加工品	花鹿茸	砍茸	马鹿茸	东马茸
来源	鹿科—雄鹿未骨化密生茸毛的幼角			
性状鉴别	圆柱状分枝，具一个分枝者习称“二杠”，主枝习称“大挺”，离锯口约 1cm 处分出侧枝，习称“门庄”，具二个分枝者习称“三岔”	脑骨前端平齐，后端有 1 对弧形骨，习称“虎牙”	分枝较多，侧枝一个者习称“单门”，二个者习称“莲花”，三个者习称“三岔”，四个者习称“四岔”	大挺下部具棱筋及疙瘩，分枝顶端多无毛，习称“捻头”
	花鹿茸尖部切片习称“血片”、“蜡片”中上部的切片习称“蛋黄片”，下部习称”老角片”	—	—	—

牛*黄
- 来源：干燥的胆结石
- 性状特征
  - 表面黄红色至棕黄色，有的表面挂有一层黑色光亮的薄膜，习称“乌金衣”，有的具龟裂纹
  - 断面金黄色，可见细密的同心层纹，有的夹有白心
  - 气清香，味先苦而后微甘，有清凉感，嚼之易碎，不黏牙
  - 取本品少量，加清水调和，涂于指甲上，能将指甲染成黄色，习称“挂甲”

羚羊角*
- 长圆锥形，嫩枝对光透视有“血丝”或紫黑色斑纹，光润如玉
- 有10~16个隆起的环脊，用手握之，四指正好嵌入凹处
- 角基部横截面类圆形，内有坚硬质重的角柱，习称“骨塞”
- 除去“骨塞”后，角的下半部呈空洞，全角呈半透明，对光透视，上半段中央有一条隐约可辨的细孔道直通角头，习称“通天眼”

高频考点速记

1. 蜂蜜贮久或遇冷析出的白色颗粒状结晶，其成分是：葡萄糖。

2. 粉末嗅之作嚏，断面沾水，即呈乳白色隆起的药材是：蟾酥。

3. 呈扁平长条形，全体共22个环节，从第二节起，每体节两侧有步足一对的药材是：蜈蚣。

4. 《中国药典》规定，应测定相对密度的药材是：蜂蜜。

5. 具有“剑脊”和背鳞行数成双性状特征的药材是：乌梢蛇。

6. 有“挂甲”性状的中药是：牛黄。

7. 鉴别乌梢蛇性状特征的术语是：剑脊。

8. 对比记忆

（1）原动物属于螳螂科的药材是：桑螵蛸。

（2）原动物属于芫青科的药材是：斑蝥。

（3）原动物属于鲍科的药材是：石决明。

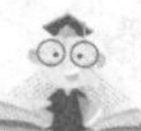

（4）原动物属于壁虎科的药材是：蛤蚧。

9. 对比记忆

（1）海螵蛸的药用部位是：干燥内壳。

（2）土鳖虫的药用部位是：雌虫干燥体。

（3）桑螵蛸的药用部位是：干燥卵鞘。

（4）牛黄的药用部位是：干燥胆结石。

10. 对比记忆

（1）呈扁片状，全身密被细鳞，背部有黄白色或灰绿色斑点，足趾底面具吸盘的药材是：蛤蚧。

（2）表面有“乌金衣”，断面具细密的同心层纹，粉末清水调和后能“挂甲”的药材是：牛黄。

（3）具有“翘鼻头”、“方胜纹”、“连珠斑”、“佛指甲”性状特征的药材是：蕲蛇。

（4）背部黑色或灰黑色，有白色环纹 45~58 个，脊鳞扩大呈六角形的药材是：金钱白花蛇。

（5）长条状薄片，背部棕褐色，有白颈的药材是：地龙。

（6）两端各具吸盘的药材是：水蛭。

（7）呈扁平卵形，头端较狭，尾端较宽，背部紫褐色，有光泽，无翅的药材是：土鳖虫。

（8）略呈圆柱形，多弯曲皱缩，表面被有白色粉霜状气生菌丝的药材是：僵蚕。

11. 对比记忆

（1）具有“乌金衣”特征的药材是：牛黄。

（2）具有“通天眼”特征的药材是：羚羊角。

12. 金钱白花蛇的药材性状特征主要有：①呈圆盘状，盘径 3~6cm，蛇体直径 0.2~0.4cm；②背部有黑白相间的环纹，白色环纹 45~48 个；③脊棱明显突起，脊鳞扩大呈六角形；④背鳞细密，通身 15 行，尾下鳞单行。

13. 以动物体某一部分的加工品入药的药材有：①阿胶；②鹿角胶；③血余炭；④龟甲胶。

14. 羚羊角药材的性状特征有：①呈长圆锥形，略呈弓形弯曲；②类白色或黄白色，全角呈半透明，对光透视有“通天眼”；③全角有10~16个隆起的环脊，用手握之，四指正好嵌入凹处；④角质部内有“骨塞”。

15. 药用部位为动物干燥病理产物的药材有：①珍珠；②僵蚕；③牛黄。

16. 下列药物药用部位为动物的病理产物的是：①牛黄；②马宝。

第三节　矿物类中药的鉴别

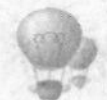

必备考点提示

1. 重点掌握矿物类中药的性状鉴别（经验鉴别术语）。
2. 重点掌握矿物类中药的来源。

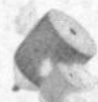

核心考点精编

药材	来源		性状鉴别
朱砂*	硫化物类	辰砂族—辰砂 硫化汞（HgS）	①粒状或块状集合体，呈颗粒状或块片状 ②鲜红色或暗红色片状者易破碎，粉末状者有闪烁的光泽
雄黄*		雄黄族—雄黄 二硫化二砷（As_2S_2）	①块状或粒状集合体，呈不规则块状 ②深红色或橙红色，晶面有金刚石样光泽，断面具树脂样光泽
自然铜*		黄铁矿族—黄铁矿 二硫化铁（FeS_2）	①晶形多为立方体表面亮淡黄色，有金属光泽 ②断面黄白色，有金属光泽；或断面棕褐色，可见银白色亮星

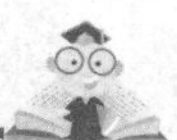

续表

药材	来源		性状鉴别
赭石*	氧化物类	刚玉族—赤铁矿三氧化二铁（Fe_2O_3）	①鲕状、豆状、肾状集合体。多呈不规则的扁平块状 ②暗棕红色或灰黑色，一面多有圆形的突起，习称“钉头”；另一面与突起相对应处有同样大小的凹窝，砸碎后断面显层叠状
炉甘石*	碳酸盐类	方解石族—菱锌矿 碳酸锌（$ZnCO_3$）	①不规则块状、圆形或扁平形。表面灰白色或淡红色，显粉性，无光泽，似蜂窝状。有吸湿性 ②呈白色、淡黄色或粉红色的粉末；体轻，质松软而细腻光滑（煅炉甘石）
滑石*	硅酸盐类	滑石族—滑石 含水硅酸镁[$Mg_3(Si_4O_{10})(OH)_2$]	①多为块状集合体。呈不规则块状 ②白色、黄白色或淡蓝灰色，有蜡样光泽 ③手摸有滑润感，无吸湿性，置水中不崩散
石膏*	硫酸盐类	硬石膏族—石膏含水硫酸钙（$CaSO_4 \cdot 2H_2O$）	①为纤维状的集合体。呈长块状、板块状或不规则块状 ②白色、灰白色或淡黄色 ③纵断面具绢丝样光泽 ④取药材一小块置具有小孔软木塞的试管内，灼烧，管壁有水生成，小块变为不透明体 ⑤煅石膏为白色粉末或酥松块状物
芒硝*		芒硝族—芒硝含水硫酸钠（$Na_2SO_4 \cdot 10H_2O$）	①棱柱状、长方形或不规则块状及粒状 ②无色透明或类白色半透明 ③暴露空气中则表面逐渐风化而覆盖一层白色粉末（无水硫酸钠），断面呈玻璃样光泽

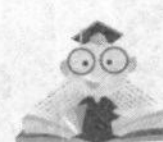

续表

药材	来源		性状鉴别
硫黄*	自然元素类	硫族—自然硫—硫（S）	①呈不规则块状 ②黄色或略呈绿黄色。表面不平坦，呈脂肪光泽 ③断面常呈针状结晶形 ④用手握紧置于耳旁，可闻轻微的爆裂声

高频考点速记

1. 朱砂的主要成分是：硫化汞。

2. 属于氧化物类的药材是：赭石。

3. 硫酸盐类药材是：石膏。

4. 对比记忆

（1）朱砂的主要化学成分是：HgS。

（2）芒硝的主要化学成分是：$Na_2S0_4.10H_2O$。

（3）硫黄的主要化学成分是：S。

5. 对比记忆

（1）朱砂的主要成分是：HgS。

（2）雄黄的主要成分是：As_2S_2。

6. 对比记忆

（1）表面鲜红色或暗红色，条痕红色至褐红色，具光泽的药材是：朱砂。

（2）晶型多为立方体，表面亮淡黄色有金属光泽的药材是：自然铜。

（3）表面灰白色或淡红色，无光泽，凹凸不平，多孔，似蜂窝状的药材是：炉甘石。

（4）无色透明或类白色半透明，暴露空中则表面逐渐风化而覆盖一层白色粉末状的药材是：芒硝。

（5）呈白色或淡红色的粉末，体轻、质松软而细腻光滑的饮片是：煅炉甘石。

（6）呈长条状或不规则的小块，白色至类白色，具有纵向纤维状纹理的饮片是：生石膏。

（7）呈不规则的小块，表面棕红色至暗棕红色，有的可见圆形突起或凹窝的饮片是：赭石。